Cyrille **Saura-Zellweger**

Faire ses **cosmétiques naturels** c'est facile !

Les bienfaits de la nature en plus de 100 recettes !

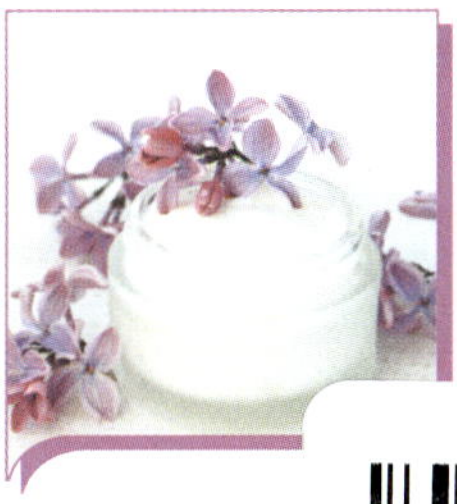

jouvence
EDITIONS

Du même auteur :

Faire ses savons naturels, c'est facile !

Dans la même collection :

J'ai mal à ma peau !, Michel d'Anielo
Une belle peau au naturel !, Alessandra Moro Buronzo
Les incroyables vertus du gingembre,
Alessandra Moro Buronzo
Les incroyables vertus du curcuma,
Alessandra Moro Buronzo

Catalogue gratuit sur simple demande
Éditions Jouvence
France : BP 90107 – 74161 Saint-Julien-en-Genevois Cedex
Suisse : Route de Florissant 97 – 1206 Genève
Site internet : **www.editions-jouvence.com**
Mail : info@editions-jouvence.com

ISBN : 978-2-88911-622-5

Photos de couverture : © Jean-Christophe Brunel
Maquette intérieure : Stéphanie Roze
Maquette de couverture : Éditions Jouvence
Mise en page intérieure : Nelly Irniger

Sommaire

Pictogrammes

À retenir

ATTENTION

Bon à savoir

Conclusion

Exercice

Huile essentielle

Le petit plus

Le saviez-vous ?

Pour aller plus loin

Recette

Témoignage

Trucs et astuces

Un peu d'histoire

Zoom

Notre collection **Maxi Pratiques** se veut claire, lisible, didactique et facile d'accès. Elle comporte des rubriques reconnaissables par des pictogrammes (ci-dessus) ; vous accédez ainsi à l'essence de nos livres rapidement (chaque livre ne contient pas forcément tous les pictogrammes présents). Bonne lecture et bien du plaisir !

Introduction

Ce que l'on mange va avoir un impact direct sur l'état de notre peau. Boire beaucoup d'eau et manger sainement est donc essentiel. Mais il y a d'autres facteurs importants qui ont des effets néfastes sur la peau comme le stress, l'anxiété, la qualité de l'air, sec ou humide, chaud ou froid, son degré de pollution ou encore la consommation de tabac. Il faut donc garder à l'esprit qu'une bonne hygiène de vie générale est essentielle, l'usage de cosmétiques naturels en faisant partie.

Au-delà de tous les abus du marketing de l'industrie cosmétique qui nous vend du « naturel » à tort et à travers, je retiens, pour ma part, la définition suivante : un cosmétique naturel est une préparation non testée sur les animaux, sans colorants ou parfums synthétiques, sans conservateurs, à base d'ingrédients biodégradables, de végétaux (excepté la cire d'abeille et le lait) et ayant subi le moins de transformations possible – uniquement des transformations mécaniques ou chimiques simples (distillation, fermentation, broyage, cuisson…).

Alors que l'on trouve dans le commerce un choix immense de produits d'hygiène et de cosmétiques, pourquoi les faire soi-même ?

Tout d'abord, et c'est le plus important, pour en maîtriser la composition. La grande majorité des produits du commerce contient des ingrédients chimiques, des parfums et colorants synthétiques, des conservateurs et autres substances nocives pour le corps comme pour l'environnement. La plupart des bases utilisées dans l'industrie cosmétique sont dans les meilleurs des cas appauvries et ont perdu leurs bienfaits comme, par exemple, les beurres et huiles raffinés. Plus souvent, les excipients utilisés n'ont tout simplement aucune valeur nutritive et sont même dangereux pour le corps et/ou l'environnement comme l'huile de paraffine (issue de la pétrochimie), ou les huiles de silicone. De plus, les cosmétiques industriels proposent des principes actifs dont le dosage est si infime qu'il n'y a plus rien d'actif au bout du compte. La solution simple et naturelle consiste donc à utiliser comme ingrédients de base des graisses végétales brutes naturellement très riches en principes actifs (acides gras essentiels, vitamines...).

Enfin, l'industrie cosmétique, et c'est là le plus grave, utilise des additifs nocifs pour notre organisme et l'environnement, sans que nous en connaissions les éventuels effets à long terme. Les molécules de synthèse n'existant pas dans la nature sont légions dans les cosmétiques industriels. Non reconnus par l'organisme, ils provoquent irritations, allergies, et peuvent même pénétrer nos organes vitaux. C'est pourtant dans la nature que l'on trouve les réponses les plus saines et efficaces à tous nos besoins, comme le montre la richesse des recettes cosmétiques traditionnelles et ancestrales.

Ce sont ces vieilles recettes, des secrets de grands-mères, d'ici et d'ailleurs, que j'ai adoptés au fil du temps et adaptés, et que je vous propose ici. Faire soi-même ses cosmétiques, c'est beaucoup plus facile qu'on ne le pense et c'est très amusant. Cela nécessite quelques précautions simples de fabrication qui, si elles sont respectées, garantissent la bonne conservation des préparations. Les ustensiles et les gestes sont ceux de la cuisine, les produits sont un festival de textures, d'odeurs et de couleurs qui régale les sens. Il s'agit ni plus ni moins de matières premières à apprivoiser, de réactions chimiques simples à comprendre, de casseroles et de fouets à manier, et le tour est joué ! On ne sera donc pas étonné de voir que les meilleurs ingrédients pour l'épiderme sont souvent des produits alimentaires.

Préparer soi-même ses produits de beauté, c'est aussi faire des économies. L'occasion rêvée de choisir des ingrédients frais, issus de l'agriculture biologique, des matières premières brutes et non raffinées, des produits de haute qualité à des prix qui seront le plus souvent inférieurs aux prix des cosmétiques. Beaucoup de produits de beauté sont réalisables à partir d'aliments généralement présents dans la cuisine (yaourt, miel, œuf, huile...). Il suffit simplement de prélever les quantités nécessaires. Inversement, si l'on souhaite faire un masque à l'ananas, on peut manger ce qui reste et éviter tout gâchis. Ainsi, des cosmétiques de qualité supérieure à ceux que l'on trouve dans le commerce sont possibles avec très peu d'investissement.

Confectionner ses cosmétiques, c'est encore la possibilité de varier plus souvent les parfums et les textures, et d'avoir des produits toujours frais en préparant par petites quantités. C'est l'occasion de faire plaisir à ses proches en leur offrant des produits réalisés avec amour, adaptés à leurs besoins et emballés avec originalité et personnalité.

Mais le plus grand plaisir reste l'utilisation de ces cosmétiques que l'on a soigneusement élaborés et qui sentent si bon le naturel ! Se bichonner devient alors un vrai bonheur.

Et maintenant à vous de jouer, et surtout, prenez bien soin de vous !

Ustensiles de base

La plupart des ustensiles de base sont présents dans une cuisine correctement équipée. Certains des ustensiles de la liste qui suit ne sont utilisés que dans quelques recettes de ce livre, d'autres sont indispensables. Prenez toujours soin de bien nettoyer vos ustensiles, avant et après utilisation, et d'ébouillanter quelques minutes les récipients dans lesquels vous allez conserver vos produits. La présence de germes altère rapidement la qualité des produits.

Balance

Si vous avez déjà une balance de cuisine avec une précision d'environ 5 g, elle conviendra parfaitement. Cependant, si vous devez faire l'acquisition d'une balance, choisissez-en une avec précision au gramme. On en trouve aujourd'hui à des prix très raisonnables. À noter que la précision au gramme est indispensable pour la fabrication du savon.

Casseroles

Essentiellement pour les bains-marie. En cuisson directe, préférez les casseroles émaillées à celles en aluminium dont le revêtement réagit avec certains ingrédients.

Couteaux, ciseaux

Pour préparer plantes et fruits.

Cuisinière

Pour faire chauffer ou fondre certains ingrédients.

Économe
Pour peler les fruits et légumes.

Entonnoirs
Un entonnoir suffisamment grand pour contenir un filtre à café, et un suffisamment petit pour rentrer dans le goulot de vos petits flacons.

Filtres à café
Pour filtrer les infusions et mélanges. Vous pouvez remplacer les filtres à café par des linges fins.

Flacons, bouteilles et pots
Préférez le verre au plastique, il garde moins les odeurs et se lave plus facilement. Beaucoup de jolis flacons peuvent être récupérés d'autres cosmétiques, de produits alimentaires, ou trouvés chez les brocanteurs ou sur les marchés aux puces. Le verre teinté protège le contenu de la lumière. Soyez aussi attentif aux fermetures : beaucoup de produits se conserveront mieux dans des flacons et des pots hermétiquement fermés.

Fourchette, fouet
Une fourchette permet d'homogénéiser une préparation sans y introduire d'air. Un fouet est idéal pour éviter les grumeaux.

Mixeur
Pour réduire fruits et légumes en purée, ou bien lier des crèmes.

Mixeur plongeant

Pour la préparation du savon uniquement.

Moules

En silicone souple pour les savons et pains de massage, en matière plus dure pour les galets effervescents de bain.

Moulin

Électrique ou mécanique, un moulin sera indispensable pour moudre herbes, avoine, peaux d'agrumes, noyaux, etc. Un mortier pourra, dans certaines préparations où la finesse de la mouture est de moindre importance, remplacer un moulin.

Saladiers, bols et récipients divers

Pour les diverses préparations. Préférez le verre et le grès à l'aluminium ou au plastique. Les récipients en émail conviennent bien s'ils ne sont pas écaillés.

Spatule

De préférence en silicone ou caoutchouc souple, une spatule sera essentielle pour récupérer jusqu'à la dernière goutte de vos précieuses mixtures.

Spray

Indispensable pour la préparation des galets de bain effervescents.

Thermomètres

Deux thermomètres sont souvent nécessaires pour mesurer la température simultanément dans deux préparations avant de les mélanger à même température. C'est notamment le cas pour la préparation du savon. Choisir des thermomètres de cuisine allant jusqu'à 100 °C.

Verre mesureur

Le verre est toujours préférable au plastique, une graduation précise, par 10 ml, est souhaitable.

Principaux ingrédients

Des ingrédients de qualité feront des préparations de qualité. Choisissez autant que possible des produits issus de l'agriculture biologique ou de cueillette contrôlée, frais et ayant subi le moins de transformations possible. N'oubliez pas que les produits raffinés ont perdu une grande part de leurs composants.

Acide citrique

L'acide citrique est produit par fermentation de sucre. Il est biodégradable et n'est toxique ni pour la santé ni pour l'environnement. Il est utilisé pour la confection de galets de bain effervescents. L'acide citrique se trouve en droguerie. Précisez au droguiste l'usage que vous voulez en faire afin d'obtenir la qualité requise.

Amandes en poudre

La poudre d'amandes entières est moins chère et a subi moins de transformations que la poudre d'amandes mondées. Vous pouvez aussi moudre vos amandes avec un moulin à café en choisissant une mouture suffisamment fine. Cette poudre s'utilise comme base exfoliante et possède des propriétés hydratantes.

Ananas

Riche en vitamines A, B et C, en potassium, en magnésium et en sels minéraux, l'ananas est une excellente base de masque. Il élimine les cellules mortes, régénère la peau et resserre les pores.

Argiles

Les argiles sont réputées depuis la nuit des temps pour leurs vertus cosmétiques mais aussi thérapeutiques. Elles absorbent les impuretés de la peau, équilibrent son PH, détruisent les germes et sont riches en oligoéléments. Elles peuvent servir de base pour les masques mais aussi de colorants dans les savons. L'argile verte convient bien aux peaux normales à grasses. L'argile blanche (kaolin) et l'argile rouge correspondent aux peaux sèches et sensibles. L'argile rose va bien aux peaux sensibles et réactives. Le ghassoul (argile marocaine) s'accorde à tous les types de peau, il contient de la saponine ce qui le rend légèrement moussant. Il fait un excellent shampoing purifiant et s'utilise aussi en masque.
Les argiles se trouvent facilement dans les magasins diététiques et biologiques, ainsi qu'en pharmacie.

Avocat

Riche en acides gras insaturés, hydratant et adoucissant, l'avocat nourrit et protège les peaux sèches. On lui reconnaît aussi des vertus cicatrisantes et antirides. La pulpe s'utilise principalement en masque, tandis que l'huile d'avocat entre dans la composition de nombreux cosmétiques.

Avoine

Nettoyant, apaisant et doux, l'avoine convient aux peaux irritées, sensibles et sèches. Il s'utilise moulu en farine ou trempé pour en faire du lait. Il entre dans la composition de gommages, de savons et s'ajoute au bain. Les flocons d'avoine se trouvent facilement dans les rayons alimentaires. Vous pouvez les moudre avec un moulin à café.

Banane

Riche en potassium et en vitamine A, la banane nourrit, adoucit et revitalise la peau. Elle convient aux masques pour peaux sèches et abîmées.

Basilic

Le basilic était déjà apprécié des Grecs pour ses multiples bienfaits. En cosmétique, le basilic a des propriétés désinfectantes, cicatrisantes et apaisantes de l'épiderme. En infusion ou en décoction dans le bain, le basilic aide à surmonter la fatigue nerveuse et le surmenage.

Beurre de cacao

Le beurre de cacao est nourrissant, régénérant, assouplissant. Il soigne et protège les peaux abîmées, sèches ou sensibles.

Son parfum particulier le rend agréable dans les cosmétiques, notamment les baumes à lèvre. Préférez du beurre de cacao brut et non raffiné. Certains magasins de produits africains vendent du beurre de cacao. On en trouve aussi chez les fournisseurs de produits pour cosmétiques naturels sur Internet.

Beurre de karité

Le karité est un arbre qui pousse en Afrique et que l'on ne trouve qu'à l'état sauvage. Un arbre produit annuellement 1 kg de beurre de karité. Facilement absorbé par la peau, riche en acides gras essentiels et en vitamines A, D, E et F, le beurre de karité est très hydratant, nourrissant et tonifiant. C'est le soin idéal des peaux et cheveux abîmés. Il protège bien des agressions du froid et convient bien au soin des mains crevassées, des lèvres gercées et au massage des jeunes enfants. Lorsqu'il est frais, le beurre de karité brut dégage une odeur forte et peu agréable. Il suffit d'attendre deux à trois mois pour que cette odeur disparaisse et que le beurre devienne utilisable. Demandez toujours un beurre de karité brut et non raffiné. Si vous ne savez pas où en trouver, essayez les boutiques et salons de coiffure africains ou demandez aux femmes africaines qui ont l'habitude d'en utiliser.

Bicarbonate de soude

Encore appelé bicarbonate de sodium, le bicarbonate de soude se présente sous forme de poudre blanche. Il est biodégradable et ne présente de danger ni pour la santé ni pour l'environnement. Très polyvalent, il s'utilise pour cuisiner comme poudre à lever, pour nettoyer la salle de bains et la cuisine comme abrasif doux, il entre dans la composition de dentifrices, de désodorisants, il adoucit l'eau calcaire et fait donc partie des composants de produits pour le bain. Il ne doit pas être confondu avec le carbonate de sodium ou la soude caustique. Le bicarbonate de soude se trouve au rayon alimentaire, le plus souvent avec le sel. On le trouve aussi en droguerie.

Cacao

Le cacao brut en poudre est un excellent colorant pour les cosmétiques, il donne un brun qui reste stable dans la pâte à savon. On trouve facilement du cacao bio et issu du commerce équitable.

Carotte

Très riche en bêta-carotène, la carotte prépare au bronzage, raffermit et entretien la souplesse de la peau. Elle s'utilise en jus ou râpée pour les masques, et en macérat huileux.

Cire d'abeille

La cire d'abeille pure, non raffinée est adoucissante. Elle protège la peau de la déshydratation sans boucher les pores et convient à tous les types de peau. Elle est émulsifiante dans les préparations de baumes et de crèmes. Son point de fusion se situe aux environs de 65 °C. Demandez-la à un apiculteur (sur les marchés), en pharmacie ou en magasin diététique et biologique.

Cires végétales

La cire d'abeille peut être remplacée par des cires végétales. La cire de riz, dont la température de fusion se situe aux environs de 80 °C, a un fort pouvoir émulsifiant et un toucher très doux. La cire de mimosa, dont la température de fusion est proche de 60 °C, a un parfum léger et agréable qui en fait une cire prisée pour la confection de baumes à lèvres. La cire de carnauba, récoltée sur les feuilles d'un palmier du Brésil, est la cire végétale la plus dure, elle exige une température de fusion aux environ 85 °C. Ces cires s'utilisent seules ou combinées à la cire d'abeille. Elles entrent dans la composition de crèmes, baumes, laits, etc. Vous les trouverez en magasin diététique et biologique, ou chez un fournisseur de produits pour cosmétiques naturels sur Internet.

Citron

Le jus de citron est astringent, antiseptique, antibactérien et antioxydant. D'autre part, il blanchit et fortifie les ongles. Le zeste du fruit, qui contient l'huile essentielle, peut être utilisé en macérat ou infusion. Il faut environ 3 000 citrons pour 1 kg d'huile essentielle ! Outre ses nombreuses vertus médicinales, l'huile essentielle de citron, présente divers intérêts en cosmétique. Elle peut être utilisée pour son effet calmant, son parfum frais ou encore pour son très large spectre antibactérien qui en fait un bon ingrédient de déodorant. Attention cependant, l'huile essentielle de citron est photosensibilisante. Elle se trouve facilement en pharmacie. Les citrons sont à choisir non traités et si possible de culture biologique.

Crème fraîche

La crème fraîche est à la fois nourrissante, hydratante, adoucissante et apaisante. Elle entre dans la composition de laits et de masques. Elle convient bien aux peaux normales à sèches. Les peaux grasses préféreront le yaourt. Tout comme les autres produits laitiers, son seul inconvénient est de ne pas se conserver longtemps. On préparera donc les cosmétiques contenant des produits laitiers en petites quantités que l'on conservera au réfrigérateur.

Eau de bleuet

Hydrolat produit lors de la fabrication d'huile essentielle par distillation des fleurs de bleuet. Apaisant, anti-inflammatoire, calmant et régénérant, l'hydrolat de bleuet est habituellement utilisé en compresse oculaire. De ce fait, il entre très bien dans la composition de lotions et laits démaquillants. Vous la trouverez en pharmacie et en magasin diététique.

Eau de fleur d'oranger

Hydrolat produit lors de la fabrication d'huile essentielle par distillation des fleurs d'oranger. L'eau de fleur d'oranger tonifie, rafraîchit et apaise la peau. Elle calme l'esprit et est utilisée pour rassurer les jeunes enfants et favoriser leur sommeil. L'eau de fleur d'oranger se trouve facilement dans les rayons d'alimentation, le plus souvent avec les ingrédients à pâtisserie.

Eau de rose

Hydrolat produit lors de la fabrication d'huile essentielle par distillation des roses. L'eau de rose s'utilise pour son parfum et ses vertus régénérantes, astringentes et apaisantes de l'épiderme. La rose est aussi reconnue comme antidépresseur,

son parfum met du baume au cœur. L'eau de rose se trouve dans les épiceries orientales et en pharmacie.
Quant à l'huile essentielle de rose, il faut une tonne de fleurs pour en produire quelques dizaines de grammes seulement. C'est pourquoi l'huile essentielle de rose est très chère. Méfiez-vous donc si vous en trouvez à bas prix, il s'agit à coup sûr d'un produit synthétique.

Eau distillée (ou eau déminéralisée)

L'eau distillée ne contient plus de minéraux, ce qui la rend plus douce pour la peau que l'eau calcaire du robinet. Dans la fabrication du savon, l'eau distillée est plus neutre, elle n'interfère pas avec la soude et le taux d'huile non saponifiée obtenu est ainsi plus précis. L'eau de source si elle est suffisamment douce et l'eau de pluie (en campagne) sont aussi des eaux qui conviennent bien à la préparation de cosmétiques et savons. L'eau distillée se trouve généralement au rayon des produits d'entretien puisqu'on l'utilise couramment dans les fers à repasser.

Extrait de pépin de pamplemousse

L'extrait de pépin de pamplemousse (EPP) est produit à partir des pépins et de la partie blanche du pamplemousse. Il est généralement utilisé pour renforcer les défenses immunitaires. On attribue de nombreuses vertus curatives et préventives à l'EPP. Ses vertus antibactériennes en font un ingrédient prisé dans la fabrication de cosmétiques naturels en tant que conservateur naturel. Choisissez de préférence un EPP certifié bio que vous trouverez en magasin diététique, magasin bio ou pharmacie.

Fécule de maïs

La fécule de maïs est une farine de maïs très fine qui adoucit et apaise la peau. Elle remplace très bien le talc. Elle est utilisée dans les masques, les produits de bains, les poudres pour le corps. On la trouve couramment dans les rayons d'alimentation.

Fleurs

Diverses fleurs entrent dans la composition des cosmétiques et sous diverses formes. Les principales fleurs que l'on retrouve dans cet ouvrage sont les fleurs de lavande, les roses et les soucis (calendula). Elles s'utilisent fraîches ou sèches, entières ou broyées, en macérat, infusion, en poudre, etc. Prendre soin de n'utiliser que des fleurs de culture biologique ou sauvages afin d'éviter les pesticides.

Fraise

La fraise est revitalisante et astringente. Elle prévient le vieillissement de la peau. Elle fait un très bon ingrédient pour le masque. Comme pour les tomates, les cultures intensives de fraises dans le Sud de l'Espagne détruisent de vastes écosystèmes. Choisissez de préférence des fraises biologiques de provenance locale.

Glycérine végétale

La glycérine végétale est une substance liquide et épaisse au goût sucré, provenant des végétaux. Elle a des propriétés humectantes et hydratantes. Les savons artisanaux sont riches en glycérine produite lors du processus de saponification. Vous trouverez de la glycérine végétale en pharmacie.

Huile d'amande douce

Riche en vitamines A et E, l'huile d'amande douce est adoucissante, nourrissante, hydratante. Elle convient très bien aux peaux sèches, irritées et sensibles, ainsi qu'aux peaux très délicates comme celles des bébés. Elle entre dans la composition de presque tous les types de cosmétiques : savons, crèmes, laits, huiles de soin, baumes, etc. De plus, elle fait un excellent démaquillant. Vous la trouverez en pharmacie et en magasin diététique et biologique.

Huile de coco

Aussi appelée huile de coprah ou graisse de coco, cette huile est tirée de la chair de noix de coco séchée. Transparente à l'état liquide, elle est solide et blanche à température ambiante. Elle est réputée pour ses vertus émollientes et antibactériennes. Nourrissante pour tout le corps, elle convient particulièrement bien aux cheveux abîmés qu'elle protège. Riche en acide laurique, l'huile de coco est surtout un précieux ingrédient pour la fabrication du savon. Elle permet en effet d'obtenir un savon végétal suffisamment dur et moussant, et de se passer ainsi de graisses animales. On la trouve généralement raffinée, au rayon des graisses alimentaires ou en magasin d'alimentation asiatique.

Huile de noyau d'abricot

Très riche en vitamine A et en acides gras essentiels, elle a des vertus nourrissantes, régénérantes et hydratantes. Elle convient bien aux soins du visage et pour lutter contre les rides. Elle est très efficace pour raviver le teint.

Huile d'olive

Sa teneur en antioxydants en fait un très bon soin contre le vieillissement de la peau. Elle assouplit, répare et tonifie l'épiderme, nourrit et protège les cheveux. Elle s'utilise dans presque tous les cosmétiques (masques, crèmes, laits, baumes, savons...). Les huiles d'olive sont abordables, n'hésitez pas à choisir une bonne huile d'olive extra-vierge biologique, extraite par pression à froid.

Huile de pépin de raisin

Riche en acides gras essentiels et en vitamine E, l'huile de pépin de raisin apaise, régénère et nourrit l'épiderme. Très fluide et peu odorante, elle fait une bonne huile de massage et convient bien à l'élaboration de macérats. Elle se trouve facilement dans les rayons d'alimentation.

Huile de ricin

L'huile de ricin a la particularité d'augmenter l'absorption par la peau des substances avec lesquelles on la mélange. Mais elle ne fait pas de distinction entre les bonnes et les mauvaises substances. C'est pourquoi il est important de ne l'associer qu'avec de bons produits naturels.
Son nom anglais castor oil prête à confusion, mais il s'agit bien d'une huile végétale, tirée des graines de Palma Christi. Très riche en vitamine E, nourrissante, émolliente, protectrice, régénératrice, l'huile de ricin entre dans la composition de nombreux soins : baumes, shampoing, crèmes, masques... Vous trouverez aisément cette huile chez votre pharmacien.

Huile de sésame

Riche en acides gras essentiels et en vitamine E, l'huile de sésame est un bon antioxydant, elle est facilement absorbée par l'épiderme qu'elle apaise, nourrit et protège. Elle participe à l'hydratation de la peau, et fait un très bon écran aux rayons ultraviolets. Elle soulage efficacement les irritations. De plus, elle se conserve bien et ne rancit pas trop vite. C'est une excellente huile de massage, qui peut entrer dans la composition de nombreux autres cosmétiques. De bonnes huiles de sésame biologiques se trouvent facilement dans les rayons d'alimentation et en magasin diététique et biologique.

Huiles essentielles (HE)

Les huiles essentielles sont des substances actives qui doivent être utilisées avec précaution. Elles ne doivent jamais être utilisées pures. Les enfants de moins de 3 ans, les femmes enceintes ou allaitant, les personnes fragiles doivent les éviter. Voir à ce sujet le chapitre « Quelques précautions » page 35.
Les huiles essentielles sont, pour la plupart, extraites par distillation à la vapeur d'eau. Vous les trouverez en pharmacie et en magasin diététique et biologique. Une bonne huile essentielle doit être 100 % pure et doit impérativement comporter le nom latin de la plante et le pays d'origine.

Hydroxyde de sodium

Appelé aussi soude caustique. Extrêmement corrosif, son utilisation nécessite des précautions particulières. C'est l'alcali utilisé pour faire du savon. Ses molécules s'associent avec les acides gras des huiles pour devenir du savon et de la glycérine. Le savon terminé ne contient donc plus d'hydroxyde de sodium. On le trouve facilement en droguerie sous forme de poudre ou de granules.

Lait

Le lait de vache, moins riche que le lait de jument ou que le lait d'ânesse, est cependant un très bon ingrédient de cosmétique, à la fois hydratant, adoucissant et nourrissant. De plus, il reste plus facile à trouver. Il fait un excellent démaquillant qui nettoie en douceur et convient à tous les types de peau. En poudre, il entrera dans la composition de laits de bain que l'on peut conserver quelques semaines.

Lait de coco

Le lait de coco est suffisamment riche pour être un bon substitut végétal au lait de vache. Il est souvent additionné de sucre, ce qui ne pose pas de problème à son utilisation cosmétique. Il sera à éviter s'il contient des conservateurs chimiques. Il en va de même pour le lait de coco déshydraté.

Lavande

La lavande est reconnue pour ses propriétés relaxantes et apaisantes, pour son parfum unique et la belle couleur de ses fleurs. Ces vertus en font un ingrédient précieux pour la confection de cosmétiques naturels. Les fleurs s'utilisent macérées, infusées ou broyées. À défaut d'en avoir dans votre jardin, vous pouvez en trouver chez un herboriste. L'huile essentielle de lavande se trouve en pharmacie.

Menthe

Rafraîchissante, antiseptique, stimulante, revitalisante et astringente, la menthe a de multiples applications cosmétiques. Pour le soin des pieds fatigués, en lait démaquillant, en lotion ou pour parfumer le savon, elle est très polyvalente. La menthe fraîche se trouve aisément dans les jardins et au marché, tandis que les herboristes auront de la menthe séchée. L'huile essentielle de menthe, quant à elle, impose des précautions particulières : elle ne doit surtout pas être utilisée dans le bain, et ne convient ni aux femmes enceintes ni aux jeunes enfants.

Miel

Le miel est un précieux ingrédient de cosmétiques naturels. Ses propriétés sont nombreuses. Antiseptique, adoucissant, antioxydant, régénérant, hydratant et purifiant, le miel entre dans la composition de masques, de crèmes, de baumes, de laits et de savons. Il convient à tous les types de peau. Choisissez de préférence un miel biologique liquide, plus facile à travailler.

Moutarde en poudre

La moutarde aide à l'élimination des toxines et stimule l'organisme. Voilà des siècles qu'elle est utilisée en bain et si cette pratique s'est un peu perdue en Europe, elle est encore très vivace au Pakistan et en Inde. La moutarde en poudre est un ingrédient précieux pour les bains des sportifs, en cas de refroidissement et pour les bains de pieds. On la trouve généralement chez les marchands d'épices.

Noisettes en poudre

Comme les amandes, les noisettes moulues servent de base exfoliante. Vous pouvez acheter la poudre toute prête ou moudre vous-même vos noisettes dans un moulin à café en choisissant une mouture plutôt fine.

Noix de coco en poudre

La noix de coco en poudre s'utilise comme base exfoliante. Plutôt douce, elle convient bien aux peaux sensibles. Elle a l'avantage d'être moins chère que les amandes et les noisettes en poudre. De plus, elle donne au gommage un délicieux parfum gourmand.

Noyaux d'avocat

Après avoir fait un masque à l'avocat, on peut soit faire germer le noyau pour faire pousser une belle plante, soit l'utiliser comme exfoliant dans les gommages corporels.

Œuf

Les œufs entrent essentiellement dans la composition de masques et de soins capillaires. Utilisez les œufs entiers pour les peaux normales, le blanc d'œuf qui est astringent pour les peaux grasses, et le jaune d'œuf qui est hydratant et émollient pour les peaux sèches. Choisissez bien entendu des œufs bien frais et si possible biologiques.

Orange

Le zeste de l'orange contient l'huile essentielle d'orange. Calmante et apaisante, l'huile essentielle d'orange douce est un ingrédient de choix pour les huiles de massage.

Revitalisante, elle trouve sa place dans la composition de soins du visage. Elle est cependant photosensibilisante, comme toutes les huiles essentielles d'agrumes. Infusé dans de l'eau ou macéré dans de l'alcool ou de l'huile végétale, le zeste libère ses principes actifs et odorants. Séché et broyé, il devient une poudre exfoliante délicieusement parfumée. Choisissez de préférence des oranges biologiques non traitées. L'huile essentielle d'orange douce se trouve aisément en pharmacie.

Papaye

Riche en vitamine C et provitamine A, la papaye s'utilise en masque purifiant contre les points noirs.

Sel de mer

Le sel de mer est riche en minéraux. Utilisé depuis bien longtemps dans les bains, il favorise la détente, revitalise et nourrit la peau de ses oligoéléments. Choisir un sel marin 100 % naturel, non raffiné, c'est-à-dire non appauvri en minéraux.

Sel d'Epsom

Aussi appelé sulfate de magnésium, le sel d'Epsom provenait originellement des sources d'Epsom en Angleterre. Il est antiseptique, cicatrisant et surtout décontractant musculaire. Idéal pour les sportifs, il s'utilise depuis plusieurs siècles pour les bains minéralisés relaxants. Il se trouve en pharmacie et en magasin spécialisé.

Sucre de canne

Le sucre de canne est un ingrédient particulièrement précieux pour le soin de la peau, et en particulier pour les gommages. Son grain agit comme exfoliant mécanique, mais ce n'est pas tout, le sucre de canne est aussi un exfoliant chimique : en fondant, il produit de l'acide glycolique, le plus petit acide de fruit, qui contribue à l'élimination des cellules mortes, stimule l'activité cellulaire et améliore l'hydratation et l'aspect de la peau. Il convient bien aux peaux matures, aux peaux sensibles, aux peaux acnéiques ainsi qu'aux peaux sèches. Le sucre de canne est disponible en grains plus ou moins fins ce qui permet de l'adapter à différents types de gommages et à toutes les peaux. Choisissez de préférence un sucre issu du commerce équitable et brut, c'est-à-dire non raffiné. Sa production est ainsi moins polluante et son parfum est bien plus riche.

Teinture de benjoin

Le benjoin ou styrax benjoin est une résine tirée de l'arbre du même nom. Traditionnellement, le benjoin entre dans la composition des encens et est utilisé pour chasser les mauvaises énergies. Son arôme est chaleureux et vanillé. Il est apaisant et stimulant, il remonte le moral. En raison de sa viscosité, on l'utilise sous forme de teinture alcoolisée, plus liquide. Antibactérien puissant, le benjoin est souvent utilisé dans les préparations cosmétiques comme conservateur naturel. Son prix est raisonnable et vous la trouverez facilement en pharmacie, en demandant de la teinture de benjoin pure.

Thé vert

Le thé vert est un thé qui n'est ni fermenté ni oxydé. Il est riche en antioxydants, en vitamines A et E. De plus, le thé vert est tonifiant et anti-inflammatoire. L'infusion de thé vert entre avec bonheur dans la composition de lotions et laits, elle convient bien aux peaux sensibles. On trouve sur le marché des thés verts de Chine et du Japon, mais aussi d'Inde ou du Viêtnam. Le Matcha est un thé vert japonais réduit en poudre dont la teneur en chlorophylle est particulièrement importante. Cela lui confère une très belle couleur qui le rend très appréciable pour un lait de toilette. De plus en plus de thés biologiques sont proposés et comme pour tous les thés, on les trouve à tous les prix. Inutile d'investir dans un thé onéreux, les bas de gamme, pour autant qu'ils soient bio, conviennent tout aussi bien aux cosmétiques.

Tomate

Originaire du Pérou, la tomate arrive en Europe au XVIe siècle. Suite à son expansion, notamment dans le bassin méditerranéen, ses vertus cosmétiques se sont vite fait connaître chez les ménagères. Astringente et purifiante, elle nettoie en profondeur les peaux grasses et les peaux acnéiques, et elle rend son éclat au teint terne. Elle est utilisée en purée dans les masques et en jus dans les laits et lotions. Comme pour les fraises, les cultures intensives de tomates dans le Sud de l'Espagne détruisent de vastes écosystèmes. Choisissez des tomates biologiques et de culture locale.

Vanille

La vanille est le fruit d'une variété d'orchidée originaire d'Amérique centrale. Les Aztèques l'utilisaient pour parfumer le cacao et pour ses vertus médicinales, bien avant l'arrivée des colons. Elle a ensuite été diffusée dans diverses régions tropicales du globe et notamment à Madagascar au XIXe siècle. Les gousses de vanilles sont le résultat d'un long travail. En dehors de sa région d'origine, les fleurs de vanilles sont fécondées manuellement. Sept mois plus tard, les gousses sont récoltées alors qu'elles sont vertes. Elles sont ensuite trempées dans l'eau chaude, puis enveloppées dans des linges où elles fermentent pendant une journée. Puis elles sont mises à sécher pendant plusieurs semaines en séchoir puis au soleil, et vont ensuite s'affiner pendant plusieurs mois dans des malles spéciales. Elles seront enfin triées et empaquetées. C'est ce long processus qui explique son prix élevé. Une bonne gousse de vanille est longue, non fendue, souple et moelleuse au toucher. Conservez-la à l'abri de la lumière, dans un emballage hermétique. Elle s'utilise en macérat dans l'alcool ou l'huile, et parfume délicieusement baumes, crèmes, laits et huiles corporelles.

Verveine

La verveine odorante ou verveine citronnelle est une plante mesurant de 1 à 3 mètres, à petites fleurs blanches ou mauves. Ses feuilles, très parfumées, s'utilisent fraîches ou sèches, en infusion ou macérat. Sur la peau, la verveine est tonique, adoucissante, rafraîchissante, cicatrisante et calmante. Elle entre dans la composition de crèmes, laits, lotions, etc. Elle convient bien aux peaux mixtes et aux peaux sensibles. On la trouve fraîche en été sur les marchés, et sèche toute l'année chez les herboristes.

Vinaigre de cidre

Riche en sels minéraux, astringent et antioxydant, le vinaigre de cidre est connu pour ses bienfaits cosmétiques. Très bien toléré par la peau dont il rétablit le PH, il convient bien aux peaux grasses dont il resserre les pores. Il calme et apaise les démangeaisons et les coups de soleil. C'est une très bonne base aux vinaigres de toilette et aux rinçages pour cheveux.

Vitamine E

La vitamine E est un antioxydant. Elle est utilisée pour prolonger la durée de conservation des cosmétiques naturels notamment en protégeant les huiles du rancissement. Vous la trouverez en pharmacie, sous forme de capsules ou en flacon.

Vodka

L'alcool vendu en pharmacie est un alcool de synthèse (issu du pétrole) dénaturé (le goût est rendu infect par adjonction d'autres substances). Il convient donc mal à l'élaboration de cosmétiques naturels. La vodka est un alcool naturel de grain ou de pomme de terre. Ayant peu d'odeur, elle n'interfère pas avec les autres parfums et convient bien à la préparation d'eaux de toilette. La vodka que l'on trouve dans le commerce se situe généralement entre 35 °C et 40 °C. Choisir une vodka blanche et peu parfumée.

Yaourt

Le yaourt est riche en vitamines, protéines et calcium. De plus, il combat les bactéries. Il fait un excellent ingrédient de masque. Hydratant, rafraîchissant et astringent, il convient à tous les types de peau et plus particulièrement aux peaux grasses. Les peaux sèches préféreront la crème fraîche et le fromage blanc.

Quelques précautions

Conservation et hygiène

Contrairement aux cosmétiques industriels qui contiennent des conservateurs puissants, les recettes de cet ouvrage sont, soit exemptes de conservateurs, soit associées à des conservateurs naturels comme l'extrait de pépin de pamplemousse ou la vitamine E qui ne garantissent pas les mêmes durées de conservation.

C'est pourquoi il est essentiel de limiter au maximum l'introduction de germes dans les préparations afin de les conserver le plus longtemps possible. Pour cela, une règle simple consiste à maintenir une hygiène irréprochable pour la fabrication, la conservation et l'utilisation.

Lors de la préparation des produits, les mains seront toujours propres et les ustensiles ébouillantés. Les récipients seront stérilisés par immersion dans l'eau bouillante pendant au moins 10 minutes.

Pour la conservation des produits, choisissez des récipients opaques et étanches. Préférez le verre au plastique et stockez-les à l'abri de la chaleur et de la lumière. Certains se conserveront au réfrigérateur.

Enfin, lorsque vous utilisez vos produits, évitez de prélever les crèmes et préparations avec les doigts. Utilisez plutôt une cuillère ou une petite spatule bien propre que vous nettoyez à chaque fois. Vous éviterez ainsi l'introduction de germes dans vos préparations.

La durée de vie des produits varie beaucoup selon leur composition. Elle est précisée dans les recettes. D'une manière générale, les masques frais sont à utiliser le jour même et ne se conservent pas. Les préparations contenant des produits laitiers se gardent 1 à 2 semaines au réfrigérateur. Les émulsions contenant des conservateurs naturels se conservent un peu plus d'un mois. Les préparations ne contenant pas d'eau ou de phase aqueuse se conservent plusieurs mois, plus d'une année si les huiles de base sont fraîches et ont une longue durée de vie.

L'utilisation des huiles essentielles

Les huiles essentielles sont des substances actives très puissantes à utiliser avec précaution.

Tout d'abord, la plupart des huiles essentielles ne s'utilisent pas pures sur la peau. Elles doivent être diluées. Cependant, elles ne sont pas solubles dans l'eau. C'est pourquoi il convient de les diluer au préalable dans un excipient, une huile par exemple.

Certaines sont dermocaustiques et provoquent brûlures ou irritations, même diluées ! Les huiles essentielles tolérées en usage interne ne le sont pas forcément en usage externe, et vice versa. En outre, les huiles essentielles d'agrumes sont photosensibilisantes et ne doivent donc pas être utilisées avant une exposition au soleil.

Beaucoup d'huiles ont des effets indésirables selon qui les utilise. Certaines ne conviennent pas aux personnes souffrant d'hypertension, d'autre ne doivent pas être utilisées par les épileptiques, la plupart ne conviennent pas aux femmes enceintes ou allaitant ainsi qu'aux enfants de moins de trois ans. Dans le doute, si vous ne connaissez pas une huile, ne l'utilisez pas ou demandez conseil à votre pharmacien. De plus, chaque personne ayant sa propre sensibilité, il vaut mieux en cas de doute tester une huile essentielle sur un coin de peau.

Une autre règle importante à respecter est de ne pas utiliser constamment les mêmes huiles essentielles. Mieux vaut alterner les parfums pour ne pas créer de dépendance.

Enfin, n'oubliez pas de ranger vos huiles essentielles hors de portée des enfants.

Chapitre 1

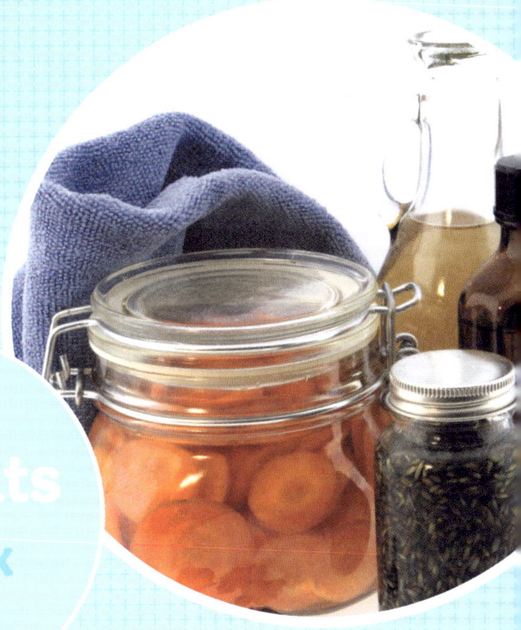

Macérats huileux

Utilisés tels quels ou comme ingredients pour d'autres cosmétiques, les macérats réunissent les vertus d'une huile et d'une plante dans un seul produit. Ils sont simples à réaliser et économiques!

Les macérats huileux sont le résultat de la macération de parties de plantes (fleurs, feuilles...) dans de l'huile. L'huile joue le rôle de solvant et les plantes vont libérer certains de leurs principes actifs dans cette huile. Le monoï est un macérat huileux connu, obtenu par macération de fleurs de tiaré dans de l'huile de coprah appelée aussi huile de coco. L'huile d'arnica et l'huile de calendula sont aussi des macérats huileux courants.

Ils peuvent être utilisés tels quels pour leurs vertus respectives, ou bien servir de base ou d'ingrédient pour d'autres préparations cosmétiques.

La durée de conservation d'un macérat huileux est celle de l'huile qui le compose. Cependant, cette durée peut être augmentée en ajoutant 20 gouttes d'huile essentielle de carotte par litre de macérat. Pour une meilleure conservation, il sera judicieux de conserver les macérats à l'abri de la lumière et des grandes variations de température. Si vous le pouvez, gardez vos macérats au frais dans des flacons de verre teintés. L'odeur est le meilleur indicateur de l'état d'une huile. Une huile rancie dégage en effet une odeur particulièrement reconnaissable.

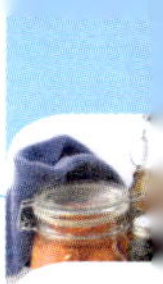

Macérat huileux de calendula

- 50 g de fleurs de souci séchées
- 10 gouttes d'HE de carotte (facultatif)
- 500 g d'huile de sésame, de pépin de raisin ou d'olive

1. Placez les fleurs de souci dans un bocal sans les compresser.
2. Versez dessus l'huile végétale.
3. Fermez hermétiquement et laissez macérer pendant 4 semaines à l'abri de la lumière en remuant chaque jour le bocal.
4. Filtrez le macérat dans une mousseline en pressant les fleurs avec une cuillère en bois pour bien récupérer l'huile.
5. Ajoutez l'huile essentielle de carotte.
6. Mélangez bien et versez l'huile dans des flacons teintés fermant hermétiquement.

Apaisante, adoucissante et cicatrisante, cette huile est l'amie des peaux sensibles par excellence. Elle est parfaite pour le soin de la peau et le massage de bébé.
Elle conviendra très bien aussi pour le soin du visage et du corps, en massage ou au sortir du bain. Enfin, elle fera une bonne base pour les gommages, masques et crèmes.

Macérat huileux de carotte

++ 10 belles carottes ++ 500 g d'huile de sésame ou de tournesol	++ 10 gouttes d'HE de carotte (facultatif)

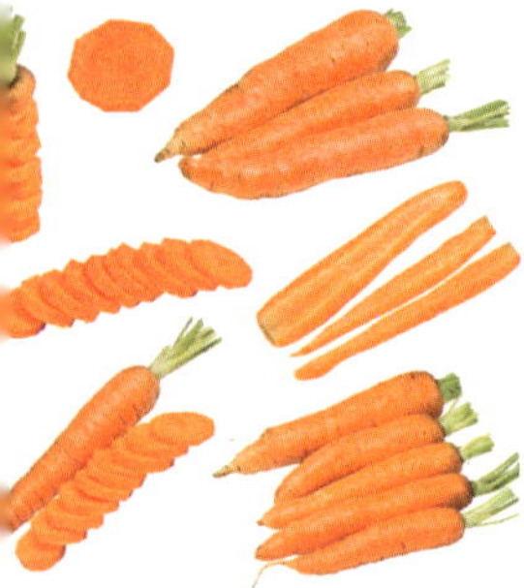

1. Brossez et coupez en rondelles 5 carottes.
2. Blanchissez-les ensuite à l'eau bouillante quelques minutes pour les stériliser.
3. Séchez-les bien, mettez-les dans un grand bocal et versez dessus l'huile de sésame.
4. Fermez hermétiquement et laissez macérer 1 semaine à l'abri de la lumière.
5. Après 1 semaine, remplacez les carottes par 5 nouvelles carottes fraîches préparées comme précédemment.
6. Laissez macérer 1 semaine de plus.
7. Remuez de temps en temps le bocal.
8. Lorsque le macérat est prêt, il devrait avoir pris une belle couleur orange.
9. Filtrez-le dans une passoire, pressez les carottes pour bien récupérer l'huile, puis filtrez à nouveau dans une mousseline.
10. Ajoutez l'HE de carotte.
11. Mélangez bien et versez votre macérat de carotte dans des flacons teintés fermant hermétiquement.

Le saviez-vous ?

Apaisante, régénératrice et adoucissante, cette huile favorise le bronzage et le teint hâlé. C'est aussi un excellent soin après soleil. Mais attention, elle teinte la peau ! C'est pourquoi il est préférable de l'utiliser diluée dans une autre huile ou crème.

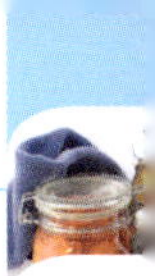

Macérat huileux de lavande

- 80 g de fleurs de lavande
- 500 g d'huile d'olive ou d'amande douce
- 10 gouttes d'HE de carotte (facultatif)

1. Placez la moitié des fleurs dans un bocal.
2. Versez dessus l'huile végétale et mélangez bien.
3. Fermez hermétiquement le bocal et exposez-le au soleil pendant 3 jours en remuant de temps en temps le bocal.
4. Filtrez et renouvelez les fleurs, puis replacez au soleil 3 jours de plus.
5. Faites chauffer à feu doux au bain-marie pendant une demi-heure, laissez refroidir puis exprimez fortement dans une mousseline.
6. Ajoutez enfin l'huile essentielle de carotte.
7. Mélangez bien et versez votre huile de lavande dans des flacons en verre coloré fermant hermétiquement.

Bon à savoir

Excellente huile de soin relaxante et apaisante. Elle s'utilise telle quelle sur le corps et dans l'eau du bain. Son parfum en fait un excellent ingrédient pour la confection de baumes et crèmes. De plus, le macérat de lavande est réputé pour soulager les douleurs externes. Sur un sucre, il aide à apaiser les troubles digestifs d'origine nerveuse.

Macérat huileux de menthe

++ 40 g de menthe fraîche ou 20 g de menthe séchée	++ 500 g d'huile de pépin de raisin ou d'olive ++ 10 gouttes d'HE de carotte (facultatif)

1. Effeuillez la menthe et étalez-la sur un plateau pour la faire sécher quelques jours.
2. Émiettez-la dans un grand bocal.
3. Versez dessus l'huile végétale.
4. Fermez hermétiquement et laissez macérer pendant 3 semaines à l'abri de la lumière en remuant chaque jour le bocal.
5. Lorsque le macérat est prêt, filtrez-le et pressez les feuilles de menthe dans une mousseline pour bien récupérer l'huile.
6. Ajoutez l'huile essentielle de carotte.
7. Mélangez bien et versez votre huile de menthe dans des flacons en verre colorés fermant hermétiquement.

Purifiante et vivifiante, cette huile s'utilise telle quelle pour soulager les coups et les bosses, les maux de tête. Quelques gouttes sur un mouchoir à respirer apporteront du réconfort en cas de rhume. L'huile de menthe poivrée entrera aussi dans la composition d'huiles de massage pour pieds fatigués ou de baumes rafraîchissants.

Macérat huileux de millepertuis

++ 100 g de fleurs de millepertuis sauvages fraîches ou 50 g de fleurs de millepertuis séchées	++ 500 g d'une bonne huile d'olive ++ 10 gouttes d'HE de carotte (facultatif)

1. Étalez les fleurs sur un grand plateau et laissez-les sécher quelques jours, puis émiettez-les dans un grand bocal.
2. Versez dessus l'huile végétale et mélangez bien.
3. Fermez hermétiquement et exposez au soleil pendant au moins 2 semaines en remuant chaque jour le bocal.
4. Le macérat doit prendre une belle couleur rouge intense.
5. Lorsqu'il est prêt, filtrez-le dans une mousseline en pressant bien les fleurs.
6. Ajoutez l'huile essentielle de carotte.
7. Mélangez bien et versez votre huile de millepertuis dans des flacons teintés fermant hermétiquement.

Bon à savoir

Le millepertuis pousse un peu partout en région tempérée et on en trouve souvent au bord des chemins. Si vous voulez le récolter, choisissez des routes ou chemins peu fréquentés et éloignés des champs cultivés et des sources de pollution. Ainsi, vos plantes seront plus saines. Cueillez les fleurs seulement.

Cicatrisante, apaisante et anti-inflammatoire, l'huile de millepertuis s'utilise directement sur les plaies et brûlures légères. C'est également un excellent après-soleil. Cette huile est aussi connue pour tempérer les baisses de moral, elle se prête donc bien aux massages. Mais attention, l'huile de millepertuis est photosensibilisante !

Macérat huileux de rose rouge

- ++ 300 g de roses rouges fraîches ou 150 g de roses séchées
- ++ 500 g d'huile d'amande douce, de pépin de raisin ou de sésame
- ++ 10 gouttes d'HE de carotte (facultatif)

1. Étalez les fleurs sur un grand plateau et laissez-les sécher quelques jours.
2. Pilez la moitié des pétales de rose au mortier et placez-les dans un bocal.
3. Versez dessus l'huile végétale et mélangez bien.
4. Recouvrez le bocal d'un simple papier et exposez au soleil pendant 1 semaine en remuant de temps en temps le bocal.
5. Après 1 semaine, faites chauffer à feu doux au bain-marie pendant 30 minutes,

laissez refroidir puis exprimez fortement dans une mousseline.

6. Rajoutez l'autre moitié des pétales de rose pilés, recouvrez et exposez à nouveau au soleil pendant 1 semaine.
7. Faites chauffer à feu doux au bain-marie pendant 90 minutes cette fois-ci.
8. Exprimez dans une mousseline et décantez.
10. Ajoutez enfin l'huile essentielle de carotte.
11. Mélangez bien et versez votre huile de rose dans des flacons teintés fermant hermétiquement.

Excellente huile de soin, l'huile de rose s'utilise telle quelle sur le visage et le corps. Ses vertus adoucissantes et régénérantes font d'elle un excellent ingrédient pour la confection de baumes, crèmes, laits et lotions.

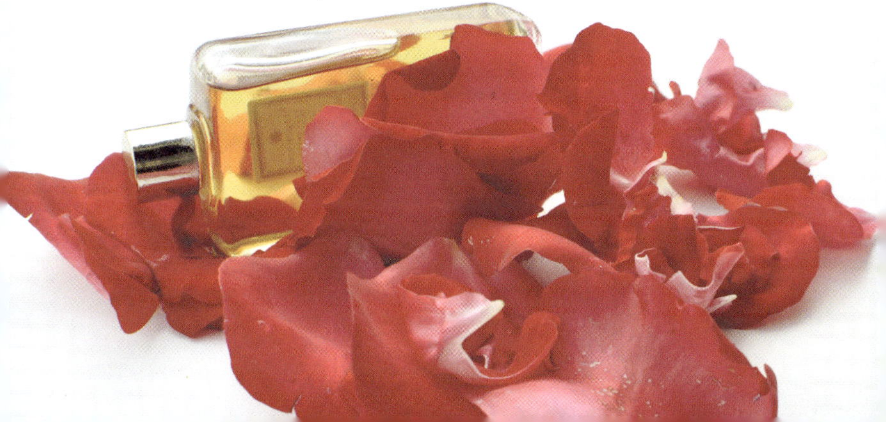

Macérat huileux de vanille

- 4 gousses de vanille
- 4 gouttes d'HE de carotte (facultatif)
- 300 g d'huile d'amande douce ou de sésame

1. Fendez les gousses de vanille, grattez-les un peu et coupez-les en tronçons dans un grand bocal.
2. Versez l'huile dessus et fermez hermétiquement.
3. Laissez macérer pendant 3 à 4 semaines au soleil ou dans un endroit chaud (par exemple près du radiateur) en remuant de temps en temps le bocal.
4. Pour aller plus vite, mettez votre bocal fermé au bain-marie pendant au moins 2 heures et laissez-le refroidir.
5. Lorsque le macérat est prêt, filtrez-le dans une passoire, pressez les morceaux de vanille pour bien récupérer l'huile.
6. Si vous ne souhaitez pas garder les petits grains noirs de vanille, passez l'huile obtenue dans une fine mousseline.
7. Ajoutez l'HE de carotte.
8. Mélangez bien et versez votre huile de vanille dans des flacons teintés fermant hermétiquement.

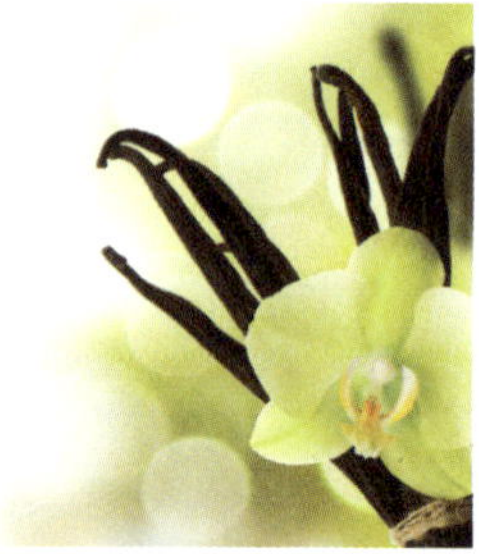

À retenir

Son arôme délicieux en fait une huile de massage et de soin exquise pour le plaisir des sens. Elle entrera à merveille dans la composition de baumes à lèvres et de gommages au sucre.
L'huile de vanille convient bien aux femmes enceintes ou allaitantes.

Chapitre 2

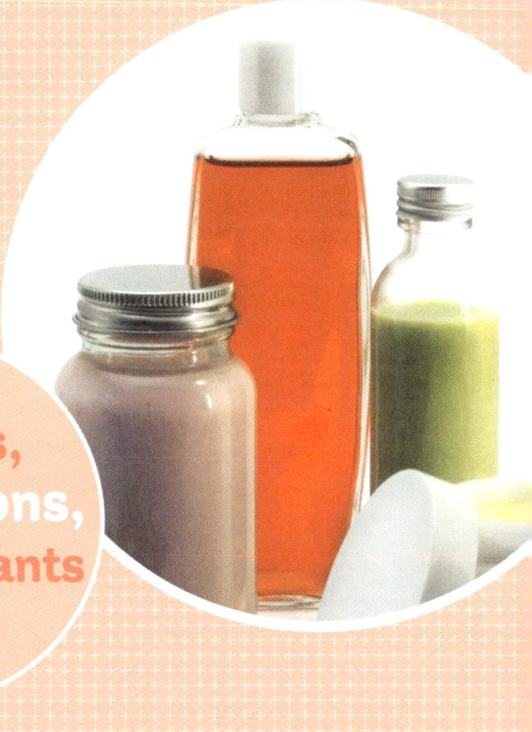

Crèmes, laits, lotions, démaquillants

Les préparations sans eau sont les plus simples à réaliser et se conservent plus longtemps. Les emulsions permettent d'utiliser de précieux hydrolats tout en obtenant une plus vaste palette de textures. Les lotions sans huile sont légères et agréables à utilser. Faites votre choix!

Crème de base

- 30 g d'huile de noyau d'abricot
- 30 g d'eau distillée
- 1 cuillère à café de cire d'abeille
- 6 gouttes d'extrait de pépin de pamplemousse

1. Faites chauffer ensemble l'huile et la cire au bain-marie jusqu'à ce que la cire soit complètement fondue.
2. Faites chauffer l'eau distillée jusqu'à une température de 60 °C.
3. Lorsque les deux phases sont à même température, versez lentement l'eau distillée dans l'huile hors du feu en fouettant continuellement, jusqu'à obtenir une crème bien homogène. Placez le récipient dans un bain d'eau froide pour accélérer le refroidissement et continuez à fouetter.
4. Incorporez ensuite l'extrait de pépin de pamplemousse.
5. Lorsque la crème est complètement refroidie, transférez-la avec une spatule dans un petit pot fermant hermétiquement.
6. Conservation : 1 à 2 mois au frais.
7. Elle peut-être parfumée avec quelques gouttes dhuile essentielle et l'eau distillée peut-être remplacée par une eau florale selon vos envies.

Crème réparatrice à la rose et au calendula

- ++ 30 g d'huile de calendula (recette page 41)
- ++ 30 g d'eau de rose
- ++ 1 cuillère à café de cire d'abeille
- ++ 6 gouttes d'extrait de pépin de pamplemousse

1. Faites chauffer ensemble l'huile et la cire au bain-marie jusqu'à ce que la cire soit complètement fondue.
2. Faites chauffer l'eau de rose jusqu'à une température de 60 °C.
3. Lorsque les deux phases sont à même température, versez lentement l'eau de rose dans l'huile hors du feu en fouettant continuellement, jusqu'à obtenir une crème bien homogène.
4. Placez le récipient dans un bain d'eau froide pour accélérer le refroidissement et continuez à mélanger.
5. Incorporez ensuite l'extrait de pépin de pamplemousse.
6. Lorsque la crème est complètement refroidie, transférez-la avec une spatule dans un petit pot fermant hermétiquement.
7. Conservation : 1 à 2 mois au frais.

Crème hydratante à l'amande

- ++ 30 g d'huile d'amande douce
- ++ 30 g d'eau distillée
- ++ 1 cuillère à café de cire d'abeille
- ++ 6 gouttes d'extrait de pépin de pamplemousse
- ++ 10 gouttes d'extrait naturel d'amande amère

1. Faites chauffer ensemble l'huile et la cire au bain-marie jusqu'à ce que la cire soit complètement fondue.
2. Faites chauffer l'eau distillée jusqu'à une température de 60 °C.
3. Lorsque les deux phases sont à même température, versez lentement l'eau dans l'huile hors du feu en fouettant continuellement, jusqu'à obtenir une crème bien homogène.
4. Placez le récipient dans un bain d'eau froide pour accélérer le refroidissement et continuez à mélanger.
5. Incorporez ensuite l'extrait de pépin de pamplemousse et l'extrait d'amande amère.
6. Lorsque la crème est complètement refroidie, transférez-la avec une spatule dans un petit pot fermant hermétiquement.
7. Conservation : 1 à 2 mois au frais.

Crème vanillée au karité

- ++ 20 g de beurre de karité
- ++ 40 g de macérat de vanille (recette p. 48)
- ++ 60 g d'eau de fleur d'oranger
- ++ 2 cuillères à café de cire d'abeille
- ++ 6 gouttes d'extrait de pépin de pamplemousse

1. Faites chauffer ensemble le macérat de vanille, le beurre de karité et la cire au bain-marie jusqu'à ce que tout soit complètement fondu.
2. Faites chauffer l'eau de fleur d'oranger jusqu'à une température de 60 °C.
3. Lorsque les deux phases sont à même température, versez lentement la phase aqueuse dans la phase huileuse hors du feu en fouettant continuellement, jusqu'à obtenir une crème bien homogène.
4. Placez le récipient dans un bain d'eau froide pour accélérer le refroidissement et continuez à mélanger.
5. Incorporez ensuite l'extrait de pépin de pamplemousse.
6. Lorsque la crème est complètement refroidie, transférez-la avec une spatule dans un petit pot fermant hermétiquement.
7. Conservation : 1 à 2 mois au frais.

Crème de karité au chocolat

Pour un flacon de 100 ml :

++ 40 g de beurre de karité brut
++ 25 g d'huile d'amande douce
++ 1 cuillère à café de cacao en poudre
++ 3 gouttes d'extrait de pépin de pamplemousse (facultatif)
++ 20 gouttes d'HE d'orange douce (facultatif)

1. Dans un grand bol, mesurez le beurre de karité et l'huile.
2. Avec une spatule, incorporez doucement le beurre à l'huile en l'écrasant sur les parois.
3. Quand il commence à se mélanger, continuez avec un petit fouet jusqu'à obtenir une crème lisse et sans grumeaux.
4. Incorporez le cacao, l'extrait de pépin de pamplemousse et l'huile essentielle.
5. À l'aide d'une spatule, transférez la crème dans un pot en verre fermant hermétiquement et conservez à l'abri de la chaleur et de la lumière.
6. Cette crème ne contenant pas d'eau se conserve au moins une année si vos ingrédients sont frais.
7. Une petite quantité suffit pour une grande surface de peau.

Riche en beurre de karité et en huile d'amande douce, cette crème hydrate en profondeur l'épiderme. Elle convient bien au soin du visage comme du corps, aux peaux sèches, au soin des ongles, en masque pour les cheveux abîmés, mais aussi pour le massage de bébé.

Le petit plus

L'huile essentielle d'orange est photosensibilisante. Il faut donc éviter de l'utiliser avant une exposition au soleil. Une bonne alternative pour un parfum doux et fleuri est le mélange géranium (10 gouttes), bois de rose (10 gouttes). Supprimez le cacao qui n'est là que pour le parfum. Et si vous préférez la fraîcheur et l'originalité, essayez le duo lavande basilic (13 gouttes de lavande et 7 de basilic), aussi sans cacao.

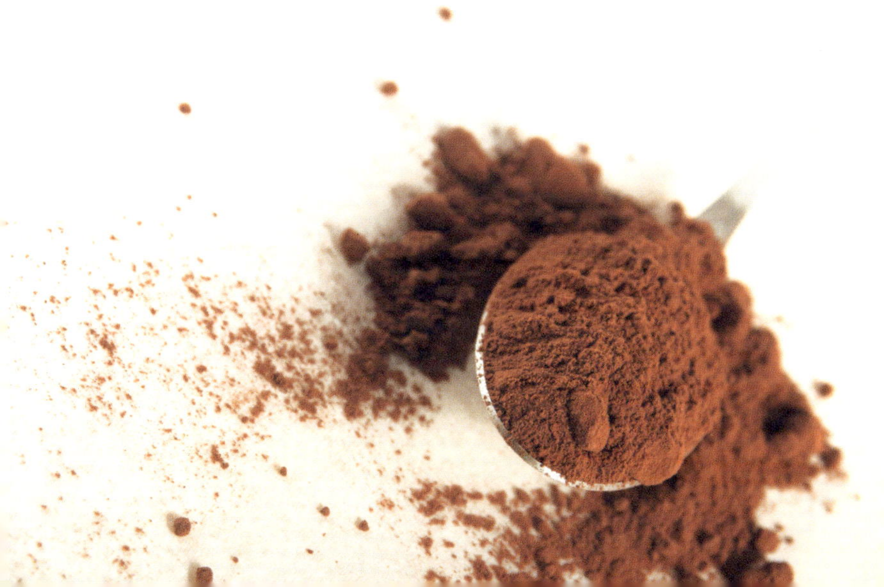

Lait corporel à la verveine

Pour un flacon de 100 ml :
- 50 ml d'eau distillée
- 1 sachet de verveine
- 50 ml d'huile d'amande douce
- 1/2 cuillère à café de cire d'abeille
- 2 capsules ou 8 gouttes de vitamine E

1. Préparez une infusion de verveine avec l'eau distillée, laissez-la refroidir jusqu'à 60 °C.
2. Faites chauffer ensemble l'huile et la cire au bain-marie jusqu'à ce que la cire soit complètement fondue.
3. Lorsque les deux phases sont à même température, versez lentement l'infusion de verveine dans l'huile hors du feu en fouettant continuellement jusqu'à obtenir un lait bien homogène. Placez le récipient dans un bain d'eau froide pour accélérer le refroidissement et continuez à mélanger.
4. Incorporez ensuite la vitamine E et versez dans un flacon pompe.
5. Conservation : 1 à 2 mois au frais.

Lait corporel à la mandarine

Pour un flacon de 100 ml :
- ++ 50 ml d'eau de fleur d'oranger
- ++ 50 ml d'huile d'amande douce
- ++ 1/2 cuillère à café de cire d'abeille
- ++ 10 gouttes d'HE de mandarine
- ++ 2 capsules ou 8 gouttes de vitamine E

1. Faites chauffer ensemble l'huile et la cire au bain-marie jusqu'à ce que la cire soit complètement fondue.
2. Faites chauffer l'eau de fleur d'oranger jusqu'à une température de 60 °C.
3. Lorsque les deux phases sont à même température, versez lentement l'eau de fleur d'oranger dans l'huile hors du feu en fouettant continuellement jusqu'à obtenir un lait bien homogène. Placez le récipient dans un bain d'eau froide pour accélérer le refroidissement et continuez à mélanger.
4. Incorporez ensuite la vitamine E et l'huile essentielle de mandarine.
5. Versez dans un flacon pompe.
6. Conservation : 1 à 2 mois au frais.

Le petit plus

L'huile essentielle de mandarine étant photosensibilisante, ne l'utilisez pas avant une exposition au soleil.

Lait à la vanille

Pour un flacon de 100 ml : ++ 50 ml d'eau distillée ++ 50 ml de macérat huileux de vanille (recette page 48)	++ 1/2 cuillère à café de cire d'abeille ++ 2 capsules ou 8 gouttes de vitamine E

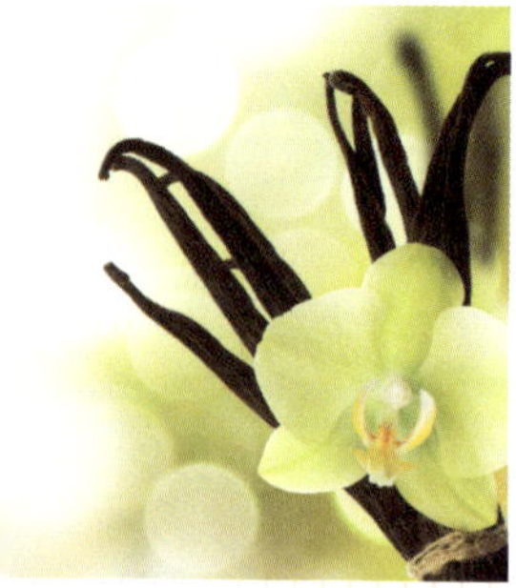

1. Faites chauffer ensemble le macérat de vanille et la cire au bain-marie jusqu'à ce que la cire soit complètement fondue.
2. Faites chauffer l'eau distillée jusqu'à une température de 60 °C.
3. Lorsque les deux phases sont à même température, versez lentement l'eau distillée dans l'huile hors du feu en fouettant continuellement jusqu'à obtenir un lait bien homogène.
4. Placez le récipient dans un bain d'eau froide pour accélérer le refroidissement et continuez à mélanger.
5. Incorporez ensuite la vitamine E et versez dans un flacon pompe.
6. Conservation : 1 à 2 mois au frais.

Lait à la menthe

Pour un flacon de 100 ml :

- ++ 50 ml d'eau distillée
- ++ 50 ml de macérat huileux de menthe (recette page 44)
- ++ 1/2 cuillère à café de thé matcha pour la couleur (facultatif)
- ++ 1/2 cuillère à café de cire d'abeille
- ++ 2 capsules ou 8 gouttes de vitamine E

1. Faites infuser quelques minutes le matcha dans l'eau distillée, filtrez et laissez la température redescendre jusqu'à 60 °C.
2. Faites chauffer ensemble l'huile de menthe et la cire au bain-marie jusqu'à ce que la cire soit complètement fondue.
3. Lorsque les deux phases sont à même température, versez lentement l'infusion dans l'huile hors du feu en fouettant continuellement jusqu'à obtenir un lait bien homogène.
4. Placez le récipient dans un bain d'eau froide pour accélérer le refroidissement et continuez à mélanger.
5. Incorporez ensuite la vitamine E et versez dans un flacon pompe.
6. Conservation : 1 à 2 mois au frais.

Lait apaisant pour bébé

Pour un flacon de 100 ml :
++ 50 ml d'eau de fleur d'oranger
++ 50 ml de macérat huileux de calendula (recette page 41)
++ 1/2 cuillère à café de cire d'abeille
++ 2 capsules ou 8 gouttes de vitamine E

1. Faites chauffer ensemble l'huile de calendula et la cire au bain-marie jusqu'à ce que la cire soit complètement fondue.
2. Faites chauffer l'eau de fleur d'oranger jusqu'à une température de 60 °C.
3. Lorsque les deux sont à même température, versez lentement l'eau dans l'huile hors du feu en fouettant continuellement jusqu'à obtenir un lait bien homogène.
4. Placez le récipient dans un bain d'eau froide pour accélérer le refroidissement et continuez à mélanger.
5. Incorporez ensuite la vitamine E et versez dans un flacon pompe.
6. Conservation : 1 à 2 mois au frais.

Ce lait réunit les vertus apaisantes du calendula, particulièrement bien adapté aux peaux de bébé, et de l'eau de fleur d'oranger qui a la propriété de calmer et de rassurer bébé.

Lotion au thé vert

Pour un flacon de 100 ml :

++ 75 ml d'eau distillée
++ 20 ml de vodka
++ 5 ml de glycérine végétale
++ 1 sachet de thé vert
++ 3 gouttes d'extrait de pépin de pamplemousse

1. Faites infuser le thé dans l'eau distillée bouillante.
2. Lorsque l'infusion est refroidie, versez-la dans un flacon propre.
3. Ajoutez tous les autres ingrédients.
4. Fermez le flacon et secouez-le pour bien mélanger l'ensemble.
5. Laissez la lotion reposer 3 jours avant de l'utiliser.

Cette lotion rafraîchissante convient bien à la toilette du visage. La vodka est un alcool doux, naturel et sans odeur, couramment utilisé dans les cosmétiques et en parfumerie. La glycérine végétale est émolliente, adoucissante et protège la peau de la déshydratation.

Lotion aux 7 plantes

Pour un flacon de 100 ml :
- ++ 500 ml d'eau distillée
- ++ 20 ml de vodka
- ++ 5 ml de glycérine végétale
- ++ 10 g de menthe fraîche
- ++ 5 g de basilic frais
- ++ 10 g de verveine fraîche
- ++ 10 graines de cardamome verte
- ++ 1 cuillère à soupe de fleurs de lavande
- ++ 1 zeste de citron
- ++ 5 boutons de rose
- ++ 3 gouttes d'extrait de pépin de pamplemousse

1. Hachez grossièrement la menthe, le basilic et la verveine et placez ces herbes dans une casserole.
2. Ajoutez les roses, la peau d'un citron finement pelé, les graines de cardamome et les fleurs de lavande.
3. Faites infuser ces plantes dans l'eau distillée.
4. Lorsque l'infusion est refroidie, passez-la à la passoire pour retenir les plantes, puis filtrez-la dans un filtre à café ou une fine mousseline.
5. Versez 75 ml de cette infusion dans un flacon propre.
6. Ajoutez la vodka, la glycérine et l'extrait de pépin de pamplemousse.
7. Fermez le flacon et secouez-le pour bien mélanger l'ensemble.

8. Laissez la lotion reposer 3 jours avant de l'utiliser.

Cette lotion rassemble les propriétés de toutes les plantes qui la composent. Elle est donc très complète. Purifiante, astringente, adoucissante et tonique, elle rafraîchit et nettoie en douceur le visage. La vodka est un alcool doux, naturel et sans odeur, couramment utilisé dans les cosmétiques et en parfumerie. La glycérine végétale est émolliente, adoucissante et protège la peau de la déshydratation.

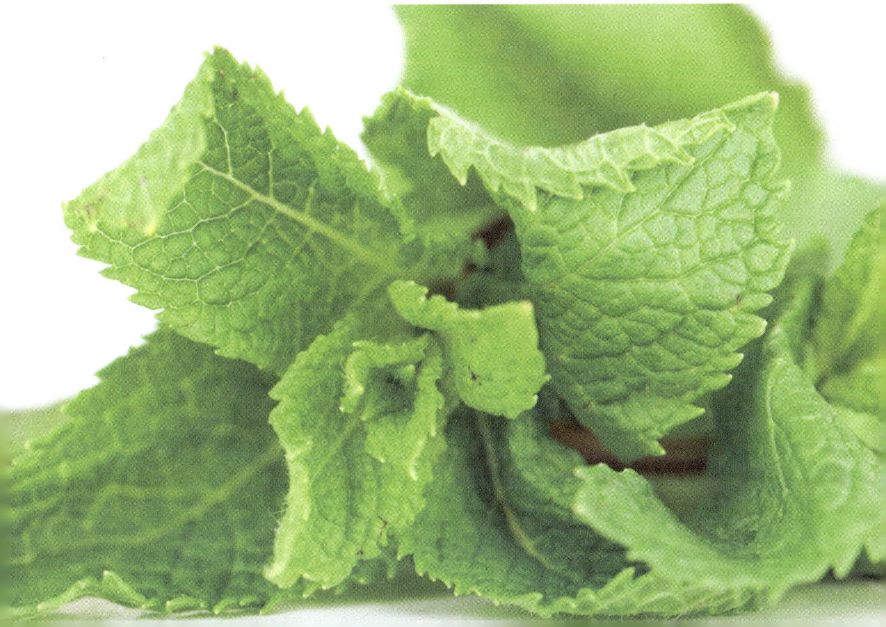

Zoom
Convient bien aux peaux sèches.

Lait démaquillant à la crème fraîche

Pour un flacon de 100 ml :
++ 180 ml d'eau de rose ou de fleur d'oranger
++ 3 cuillères à soupe de crème fraîche
++ 1 cuillère à soupe d'huile d'amande douce

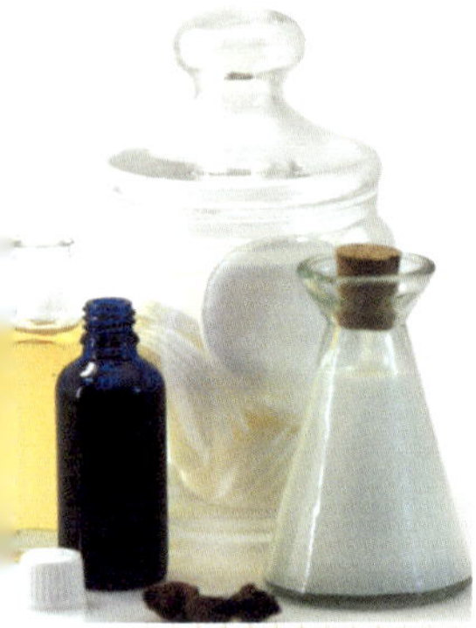

1. Dans un bol, mélangez doucement au fouet l'huile et la crème fraîche.
2. Incorporez l'eau de rose et versez dans un flacon stérilisé.
3. Secouez avant emploi pour faire émulsion.
4. Conservation : une semaine au frais.

Lotion démaquillante à la rose

Pour un flacon de 100 ml :
++ 45 ml d'eau de rose
++ 50 ml d'huile d'amande douce
++ 5 ml d'huile de ricin
++ 1 goutte d'extrait de pépin de pamplemousse

1. Versez tous les ingrédients dans un flacon stérilisé.
2. Secouez avant emploi pour faire émulsion.
3. Conservation : environ un mois au frais.

Zoom
Adaptée aux peaux sèches et sensibles.

Lait démaquillant à la menthe

Pour un flacon de 100 ml :

- 10 g de menthe fraîche ou 5 g de menthe séchée
- 100 ml d'eau distillée
- 2 cuillères à soupe de lait en poudre

1. Dans une petite casserole, portez à ébullition l'eau et la menthe.
2. Laissez infuser 10 à 15 minutes.
3. Filtrez et laissez refroidir.
4. Ajoutez le lait et versez dans un flacon.
5. Conservation : une semaine au frais.

Zoom

Convient bien aux peaux grasses.

Lotion démaquillante au bleuet

Pour un flacon de 100 ml :

- 35 ml d'hydrolat de bleuet
- 15 ml d'hydrolat de camomille
- 45 ml d'huile d'amande douce
- 5 ml d'huile de ricin
- 1 goutte d'extrait de pépin de pamplemousse

1. Versez tous les ingrédients dans un flacon stérilisé.
2. Secouez avant emploi pour faire émulsion.
3. Conservation : environ un mois au frais.

Huile démaquillante à la rose

Pour un flacon de 100 ml :

++ 90 ml de macérat huileux de rose (recette p. 46)

++ 10 ml d'huile de ricin

Le macérat de camomille remplace aussi très bien le macérat huileux de rose.

1. Mélangez les deux huiles dans un flacon stérilisé.
2. La durée de conservation des huiles de base servira de référence.

L'huile démaquillante se conserve nettement plus longtemps que les laits et lotions démaquillants. De plus, elle est très agréable à utiliser et démaquille aussi bien le mascara que le fond de teint.

Le saviez-vous ?

L'huile de ricin favorise la pousse des cheveux et des poils. Si vous en appliquez tous les jours sur les cils avec une petite brosse à mascara, vos cils seront plus fournis et vigoureux !

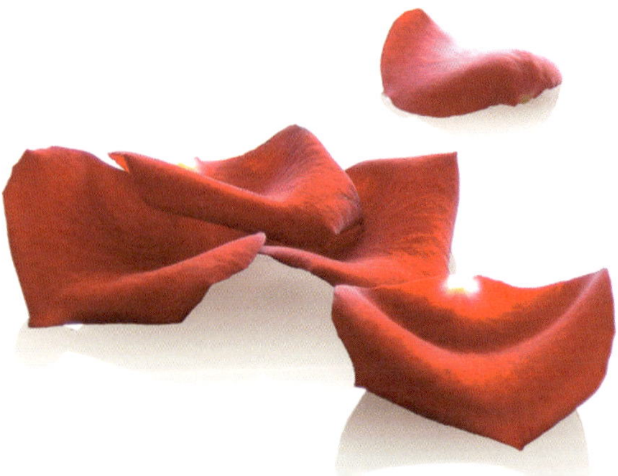

Chapitre 3

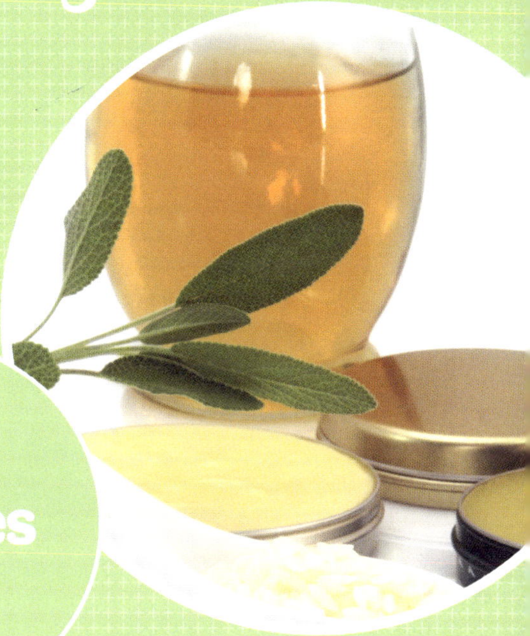

Baumes

Dans les recettes de ce chapitre, vous trouverez les classiques qui ont fait leurs preuves au fil des siècles et que j'ai adaptés à ma manière. Selon vos goûts et vos besoins, libre à vous d'apporter à votre tour les variantes qui vous conviennent.

Le principe de fabrication du baume est très simple. Il s'agit de donner une consistance solide à un corps gras en y faisant fondre de la cire. La consistance plus ou moins dure du baume variera donc en fonction de la quantité de cire incorporée et de sa qualité. C'est le choix des beurres, huiles ou macérats de base, ainsi que des additifs tels qu'huiles essentielles, plantes, épices, miel qui donnera à chaque baume ses particularités et ses propriétés.

Un peu d'histoire

La fabrication des baumes et onguents est connue depuis des millénaires. Les prêtres égyptiens se servaient d'onguents parfumés pour la toilette des statues représentant les divinités. Utilisés en premier lieu à des fins religieuses et lors de rituels, baumes et onguents entrèrent dans les mœurs des sociétés antiques comme parfums servant à la toilette et aux soins du corps, mais aussi pour leurs vertus thérapeutiques.

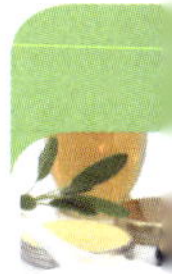

Baume à lèvres au miel

- 7 cuillères à café d'huile d'amande douce ou d'huile de noyau d'abricot
- 2 cuillères à café de cire d'abeille
- 1 cuillère à café de miel liquide doux
- 3 gouttes d'HE de géranium (facultatif)

1. Faites chauffer doucement la cire et l'huile dans un petit bol au bain-marie jusqu'à ce que la cire soit fondue.
2. Hors du feu, incorporez le miel en remuant sans cesse jusqu'à ce que le mélange soit presque froid.
3. Avant refroidissement complet, ajoutez l'huile essentielle, mélangez bien et versez dans un petit pot ou un tube de baume à lèvres récupéré, bien nettoyé et stérilisé.

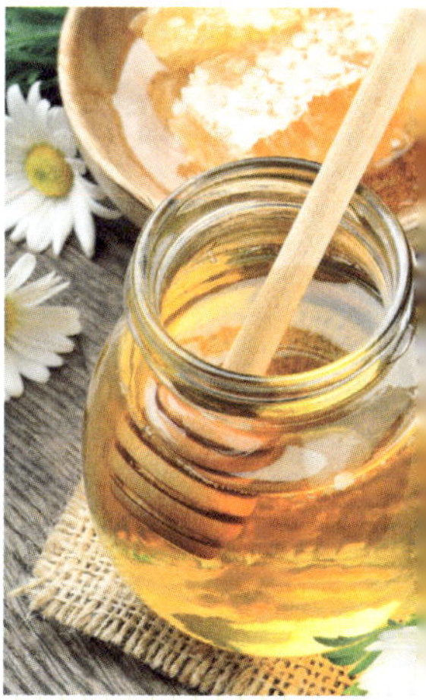

Antiseptique, hydratant et adoucissant, le miel est un ingrédient de choix dans un baume à lèvres. De plus, il aide à la cicatrisation des lèvres abîmées et donne au baume sa saveur gourmande.

Baume à lèvres au beurre de cacao et à l'orange

- ++ 2 cuillères à café de beurre de cacao
- ++ 4 cuillères à café d'huile d'amande douce
- ++ 1 cuillère à café de cire d'abeille
- ++ 3 gouttes d'HE d'orange douce

1. Faites chauffer doucement la cire, le beurre de cacao et l'huile dans un petit bol au bain-marie jusqu'à ce que le mélange soit bien fondu et homogène.
2. Lorsque le mélange refroidit mais est encore liquide, incorporez l'huile essentielle d'orange et versez dans un petit pot ou un tube de baume à lèvres récupéré, bien nettoyé et stérilisé.

Les propriétés nourrissantes, assouplissantes et protectrices du beurre de cacao ainsi que son délicieux parfum en font un ingrédient précieux pour les baumes à lèvres. L'orange se marie à merveille au beurre de cacao, lui apportant sa note fraîche. Un petit délice pour garder des lèvres souples et douces tout au long de l'année.

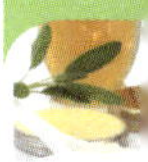

Baume vanillé au karité pour corps et lèvres

Pour un pot de ± 100 ml :
++ 30 g de beurre de karité brut
++ 8 g de cire d'abeille
++ 60 g de macérat de vanille (recette p. 48) ou 100 g d'huile d'amande douce et 1 gousse de vanille

1. Si vous n'avez pas de macérat de vanille, fendez une gousse de vanille dans sa longueur, raclez les graines dans un pot en verre fermant hermétiquement et ajoutez la gousse coupée en tronçons de 2 cm.
2. Versez dessus 100 g d'huile d'amande douce.
3. Fermez bien le pot et chauffez-le doucement au bain-marie pendant 2 heures.
4. Laissez refroidir, puis passez le macérat dans une fine étamine.
5. Dans un petit bol, faites chauffer la cire, le beurre de karité et le macérat de vanille.
6. Lorsque le mélange est bien fondu et homogène, versez-le dans un petit pot et laissez prendre.
7. Conservez au frais et à l'abri de la lumière.

Bon à savoir

Ce baume très hydratant protège des agressions du froid et convient au soin des mains crevassées et des peaux sensibles. Le beurre de karité brut a un parfum qui se marie très bien à la vanille.

Baume corporel relaxant

Pour un pot de ± 50 ml :

- ++ 40 g de macérat de lavande (recette p. 43)
- ++ 4 g de cire d'abeille
- ++ 15 gouttes d'HE d'orange douce
- ++ 10 gouttes d'HE de sapin baumier

Le macérat peut être remplacé par :

- ++ 40 g d'huile d'olive
- ++ + 20 gouttes d'HE de lavande officinale

1. Faites fondre doucement au bain-marie la cire d'abeille dans le macérat.
2. Lorsque le mélange est bien fondu et homogène, sortez-le du feu et laissez-le un peu refroidir.
3. Avant le refroidissement complet, incorporez les huiles essentielles.
4. Versez dans un pot stérilisé et laissez refroidir avant de le fermer.
5. Conservez à l'abri de la chaleur.

Ce baume corporel est idéal pour faciliter la détente et l'endormissement. Il aide aussi à se relaxer dans les moments de tension nerveuse. Un peu de baume sur les tempes et les poignets suffit déjà à apaiser. Il peut aussi être utilisé pour un massage. Cependant, il contient des huiles essentielles. Il n'est donc pas recommandé pour les enfants de moins de 3 ans, les femmes enceintes ou allaitant.

Baume du tigre

Pour un pot de ± 50 ml :

- ++ 40 g d'huile d'olive
- ++ 4 g de cire d'abeille
- ++ 5 gouttes d'HE de menthe poivrée
- ++ 7 gouttes d'HE de niaouli
- ++ 7 gouttes d'HE de cajeput
- ++ 3 gouttes d'HE de camphre
- ++ 3 gouttes d'HE de clou de girofle

1. Faites fondre doucement au bain-marie la cire d'abeille dans l'huile.
2. Lorsque le mélange est bien fondu et homogène, sortez-le du feu et laissez-le un peu refroidir.
3. Avant le refroidissement complet, incorporez les huiles essentielles.
4. Versez dans un pot stérilisé et laissez refroidir complètement avant de fermer le pot.
5. Conservez à l'abri de la chaleur.

À retenir

Cette recette permet de préparer un baume type « baume du tigre » toujours utile pour soulager migraines, petits bobos et rhumes. Il contient des huiles essentielles et n'est donc pas recommandé pour les enfants de moins de 3 ans, les femmes enceintes ou allaitant.

Chapitre 4

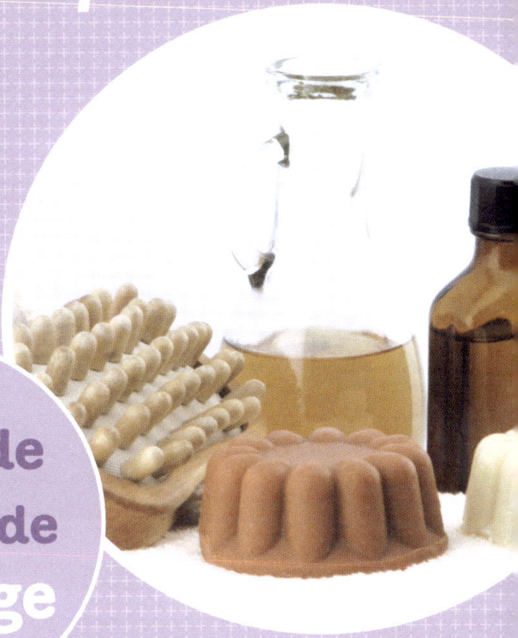

Huiles de soin et de massage

Vous trouverez dans ce chapitre différentes huiles de soin et de massage formulées selon les besoins et les gouts, mais aussi des recettes de pain de massage originaux à offrir et pratiques à utiliser.

Huile de soin et de massage relaxante

Pour un flacon de 100 ml : ++ 80 ml d'huile de sésame ++ 20 ml d'huile d'amande douce	++ 40 gouttes d'HE de lavande ++ 20 gouttes d'HE de valériane

1. Versez tous les ingrédients dans un joli flacon en verre coloré.
2. Mélangez bien et conservez à l'abri de la lumière et de la chaleur.

Pour les massages du soir, pour se détendre et aider à l'endormissement, voici une huile de massage à la lavande et à la valériane.

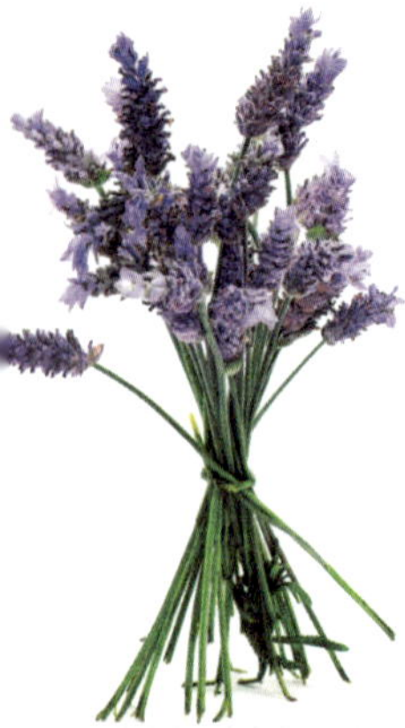

Huile de massage détente musculaire

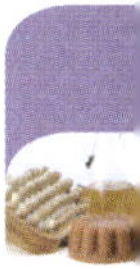

Pour un flacon de 100 ml :

- 80 ml d'huile de sésame
- 20 ml d'huile d'amande douce
- 30 gouttes d'HE de gaulthérie
- 15 gouttes d'HE de lemongrass
- 15 gouttes d'HE de lavande officinale

1. Versez tous les ingrédients dans un joli flacon en verre coloré.
2. Mélangez bien et conservez à l'abri de la lumière et de la chaleur.

Cette huile est parfaite après un effort physique, pour les sportifs ou tout simplement pour aider à relâcher les tensions du stress.

Le saviez-vous ?

En plus de détendre les muscles et de favoriser la circulation sanguine et lymphatique, le massage stimule les defenses immunitaires, améliore la digestion, apporte réconfort moral en diminuant l'état d'anxiété ou de depression, aide à lutter contre le stress du quotidien et diminue les douleurs en favorisant la production d'endorphine.

Huile de massage pour muscles douloureux

++ 40 ml d'huile de sésame
++ 10 ml d'huile d'amande douce
++ 1 belle racine de gingembre

1. Coupez la racine de gingembre en gros tronçons et passez-les à la centrifugeuse pour en récupérer le jus.
2. Versez les huiles et le jus de gingembre dans un flacon en verre fermant hermétiquement.
3. Secouez bien pour faire émulsion avant chaque application.
4. Cette huile de massage se conserve quelques jours seulement au réfrigérateur.
5. N'oubliez pas d'utiliser votre huile à température ambiante ou de la réchauffer légèrement, surtout lorsqu'elle sort du réfrigérateur.
6. En effet, une huile froide est très désagréable et contracte les muscles.

Cette huile au jus frais de gingembre soulage efficacement les douleurs musculaires.

Pain de massage au ylang-ylang

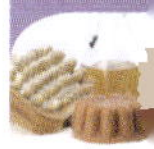

Pour une barre de 100 g :

++ 40 g de beurre de cacao
++ 30 g de beurre de karité
++ 25 g de cire d'abeille
++ 5 g d'huile de noyau d'abricot
++ 10 gouttes d'HE de ylang-ylang
++ 15 gouttes d'HE d'orange douce

1. Faites fondre les beurres et la cire dans un pot au bain-marie.
2. Lorsque le mélange est bien fondu et homogène, sortez-le du feu et ajoutez l'huile.
3. Mélangez et laissez tiédir, puis incorporez les huiles essentielles.
4. Coulez dans un joli moule à gâteau.
5. Pour obtenir des petites formes, vous pouvez utiliser un bac à glaçon ; il en existe de très originaux.
6. Placez le moule au réfrigérateur et attendez une heure avant de démouler.
7. Conservez vos pains de massage dans un endroit sombre et frais.

Le pain de massage est une alternative originale au flacon d'huile. Pratique à utiliser, on le fait tourner dans les mains comme un savon pour le faire fondre. Les beurres de cacao et de karité qui le composent sont très nourrissants et laissent un délicieux parfum chocolaté que vient agrémenter le ylang-ylang et l'orange. Une recette appréciée des gourmands.

Huile de soin et massage parfum d'orient

Pour un flacon de 100 ml :

++ 80 ml d'huile de sésame
++ 20 ml d'huile d'amande douce
++ 35 gouttes d'HE de santal
++ 10 gouttes d'HEe de ylang-ylang
++ 15 gouttes d'HE de patchouli

1. Versez tous les ingrédients dans un joli flacon en verre coloré.
2. Mélangez bien et conservez à l'abri de la lumière et de la chaleur.

Cette huile au parfum envoûtant soulage les tensions et apaise le mental tout en prenant soin de la peau par ses vertus régénérantes, cicatrisantes et équilibrantes.

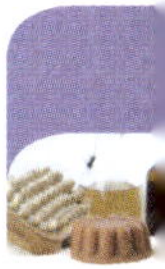

Pain de massage au millepertuis et géranium

Pour une barre de 100 g :

++ 40 g de beurre de cacao

++ 30 g de beurre de karité

++ 25 g de cire d'abeille

++ 5 g d'huile de millepertuis (recette p. 45)

++ 25 gouttes d'HE de géranium rosat

1. Faites fondre les beurres et la cire dans un pot au bain-marie.
2. Lorsque le mélange est bien fondu et homogène, ajoutez l'huile hors feu.
3. Mélangez et laissez tiédir, puis incorporez l'huile essentielle.
4. Coulez dans un joli moule à gâteau.
5. Pour obtenir des petites formes, vous pouvez utiliser un bac à glaçon ; il en existe de très originaux.
6. Placez le moule au réfrigérateur et attendez une heure avant de démouler.
7. Conservez vos pains de massage dans un endroit sombre et frais.

Trucs et astuces

Le pain de massage est une alternative originale au flacon d'huile. Pratique à utiliser, on le fait tourner dans les mains comme un savon pour le faire fondre. Les beurres de cacao et de karité sont très nourrissants et laissent un délicieux parfum chocolaté. L'huile de millepertuis colore le pain d'un joli rose et apporte chaleur et réconfort. L'huile essentielle de géranium repose les nerfs, soigne la peau et apporte son parfum délicat et fleuri.

Huile de soin après-soleil

Pour un flacon de 100 ml :

++ 70 ml de macérat de carotte (recette p. 44)

++ 30 ml d'huile de calendula (recette p. 41)

++ 60 gouttes d'HE de lavande officinale

1. Versez tous les ingrédients dans un joli flacon en verre coloré.
2. Mélangez bien et conservez à l'abri de la lumière et de la chaleur.

Cette huile renforce la résistance de la peau tout en l'apaisant. Elle aura aussi un effet bénéfique sur les légers coups de soleil.

Huile de soin du visage toutes peaux

Pour un flacon de 100 ml :

- ++ 100 ml d'huile de noyau d'abricot ou de macadamia
- ++ 30 gouttes d'HE de bois de rose
- ++ 20 gouttes d'HE de géranium rosat
- ++ 10 gouttes d'HE de camomille romaine

1. Versez tous les ingrédients dans un joli flacon en verre coloré.
2. Mélangez bien et conservez à l'abri de la lumière et de la chaleur.

Cette huile aide à combattre le vieillissement de la peau et favorise la régénération des cellules. Elle convient à tous les types de peau et aussi bien en soin de jour comme de nuit.

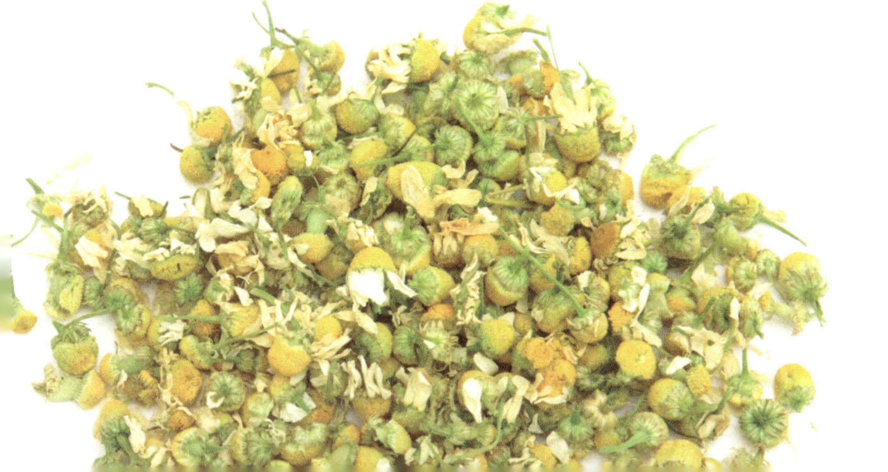

Chapitre 5

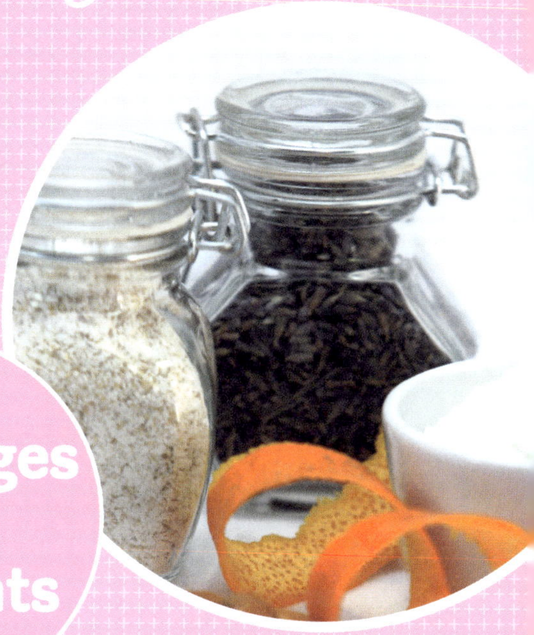

Gommages et exfoliants

Pour le visage ou le corps, avec ou sans huile, en poudre ou en pâte, les recettes de gommages de ce chapitre sont variées et répondent à tous les goûts et à toutes les humeurs. Un gommage hebdomadaire est une bonne habitude pour garder une peau saine et douce.

Gommage au sucre, aux amandes et au miel

Pour un bocal d'environ 200 ml (6-8 gommages) :

++ 50 g d'huile d'amande douce
++ 50 g d'amandes (ou de noisettes) en poudre
++ 50 g de miel liquide
++ 80 g de sucre de canne brut en poudre
++ 5 gouttes d'extrait de pépin de pamplemousse (facultatif)

1. Dans le bocal stérilisé, faites tiédir le miel et l'huile au bain-marie et mélangez jusqu'à homogénéité.
2. Sortez le bocal de l'eau et laissez refroidir, puis incorporez l'extrait de pépin de pamplemousse.
3. Dans un bol, mélangez le sucre et la poudre d'amande.
4. Versez ce mélange dans le bocal et incorporez-le doucement avec une cuillère ou une spatule.
5. Conservation : plusieurs mois.

Zoom

Le miel, les amandes et l'huile d'amande douce font de ce gommage un soin idéal pour les peaux sèches.

Le produit s'utilise sur peau mouillée afin de profiter pleinement des propriétés du sucre de canne (voir page 31). Veillez à ne pas introduire d'eau dans le bocal et utilisez une cuillère plutôt que vos doigts pour prélever la quantité désirée. Appliquez zone par zone et massez doucement en effectuant des mouvements circulaires. Laissez reposer quelques minutes sur la peau avant de rincer à l'eau tiède et sans savon.

Gommage au sucre, à la lavande et au ylang-ylang

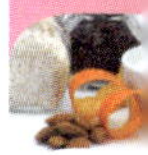

Pour un bocal d'environ 200 ml (6-8 gommages) :

- ++ 30 g d'huile de pépin de raisin
- ++ 30 g d'huile d'olive
- ++ 10 g d'huile d'amande douce
- ++ 170 g de sucre de canne brut en poudre
- ++ 17 gouttes d'HE de lavande
- ++ 22 gouttes d'HE de ylang-ylang

1. Dans le bocal stérilisé, mélangez les huiles végétales et les huiles essentielles.
2. Fermez et secouez le bocal pour que les huiles soient bien mêlées.
3. Versez le sucre dans le bocal et incorporez-le doucement avec une cuillère ou une spatule.
4. Conservation : plusieurs mois.
5. Utilisation : voir recette *Gommage au sucre, aux amandes et au miel* p. 88.

Le petit plus

Les huiles végétales contenues dans ce gommage nourrissent et protègent la peau tandis que la lavande et le ylang-ylang se complètent idéalement en un parfum à la fois frais et envoûtant.

Gommage au sucre et à la vanille

Pour un bocal d'environ 200 ml (6-8 gommages) : ++ 70 g de macérat de vanille non filtré (recette page 48)	++ 170 g de sucre de canne en poudre

1. Utilisez si possible un macérat non filtré, contenant encore les petits grains de vanille.
2. Le gommage étant destiné à être rincé, les grains ne resteront pas sur la peau.
3. La vanille continue ainsi d'exhaler son arôme tout en apportant un bel effet visuel.
4. Dans le bocal stérilisé, mélangez le macérat et le sucre avec une cuillère ou une spatule.
5. Conservation : plusieurs mois.
6. Utilisation : voir recette *Gommage au sucre, aux amandes et au miel* p. 88.

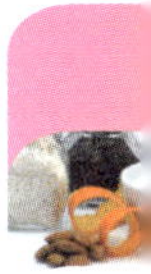

Gommage au sucre et au lait de coco

- ++ 3 cuillères à soupe de noix de coco râpée
- ++ 2 cuillères à soupe de sucre de canne
- ++ 4 cuillères à soupe de lait de coco

1. Dans un petit bol, mélangez le sucre et la noix de coco.
2. Ajoutez ensuite le lait de coco.
3. Utilisez immédiatement.
4. Ce gommage ne se conserve pas plus d'une journée au frais.

Le produit s'utilise sur peau mouillée afin de profiter pleinement des propriétés du sucre de canne (voir page 31).

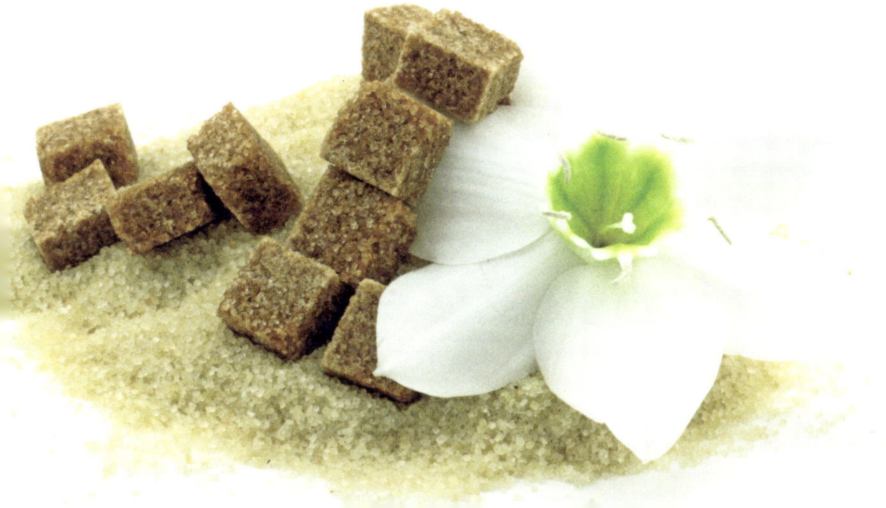

Gommage visage aux amandes, au yaourt et au miel

- ++ 1 grosse cuillère à soupe d'amandes (ou de noisettes) en poudre
- ++ 1 cuillère à café de miel liquide
- ++ 2 cuillères à café de yaourt

1. Dans un petit bol, mélangez le yaourt et le miel.
2. Ajoutez ensuite la poudre d'amandes.
3. Humidifiez votre visage à l'eau tiède, puis appliquez la pâte de gommage et massez doucement en effectuant des rotations.
4. Insistez sur le menton, le nez et le front.
5. Laissez poser quelques minutes pour bénéficier de tous les bienfaits des ingrédients, puis rincez à l'eau fraîche.
6. Ce gommage ne se conserve pas plus d'une journée au frais.

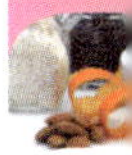

Gommage à la noix de coco et à l'orange

Pour un bocal d'environ 200 ml (6-8 gommages) :

++ 70 g d'huile de pépin de raisin
++ 70 g de sucre de canne en poudre
++ 50 g de noix de coco râpée
++ 40 gouttes d'HE d'orange douce

1. Dans un grand bol, mêlez le sucre à la noix de coco.
2. Versez l'huile de pépin de raisin et l'huile essentielle d'orange dans un bocal stérilisé.
3. Fermez et secouez le bocal, puis incorporez le mélange sucre noix de coco à l'huile à l'aide d'une cuillère ou d'une spatule.
4. Conservation : plusieurs mois.
5. Utilisation : voir recette *Gommage au sucre, aux amandes et au miel* p. 86.

Zoom

Le parfum de gâteau de ce gommage corporel nourrissant et hydratant est un vrai plaisir pour les personnes gourmandes.

Gommage douceur tout amande

Pour un bocal d'environ 200 ml (6-8 gommages) :

- ++ 70 g d'huile d'amande douce
- ++ 150 g d'amandes en poudre
- ++ extrait naturel d'amande amère

1. Dans un grand bol, mêlez la poudre d'amandes et l'extrait d'amande amère.
2. Versez l'huile dans un bocal stérilisé et incorporez la poudre d'amandes à l'aide d'une cuillère ou d'une spatule.
3. Conservation : quelques mois.
4. Utilisation : voir recette *Gommage au sucre, aux amandes et au miel* p. 86.

Zoom

Convient bien aux peaux sensibles et sèches.

Gommage express à l'avoine

Pour 1 gommage du visage et du corps :

++ 100 g d'avoine moulue

++ 2 cuillères à soupe de miel liquide

++ un peu d'eau chaude

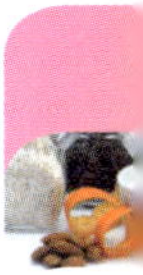

1. Dans un bol, diluez le miel dans 4 cuillères à soupe d'eau chaude.
2. Incorporez l'avoine moulue en ajoutant un peu d'eau chaude pour obtenir une pâte molle.
3. Humidifiez votre peau à l'eau tiède, puis appliquez la pâte de gommage et massez doucement en effectuant des rotations. Rincez à l'eau tiède. Ce gommage ne se conserve pas plus d'une journée au frais.

Ce gommage est idéal pour les peaux sensibles. Il convient aussi bien pour le visage que pour le corps. L'avoine gomme en douceur tout en apaisant la peau tandis que le miel, antiseptique, apporte son effet hydratant.

Le petit plus

Si vous avez le temps, commencez par donner un bain de vapeur à votre visage en vous plaçant au dessus d'un bol d'eau bouillante avec un linge, comme pour une inhalation. La vapeur d'eau dilate et ouvre les pores, favorisant ainsi un bon nettoyage de la peau. Après le gommage, terminez par un rinçage à l'eau bien fraîche pour refermer les pores et redonner son tonus à la peau !

Gommage visage au bois de rose

Pour un bocal d'environ 100 ml (± 20 gommages) :

++ 40 g d'huile de sésame
++ 40 g d'avoine moulue
++ 40 g de sucre de canne finement moulu
++ 10 gouttes d'HE de bois de rose
++ 4 gouttes d'HE de lavande
++ 4 gouttes d'extrait de pépin de pamplemousse (facultatif)

1. Dans un bol, mêlez l'avoine moulue et le sucre.
2. Versez l'huile de sésame, les huiles essentielles et l'extrait de pépin de pamplemousse dans un bocal stérilisé.
3. Fermez-le et secouez pour bien diluer les huiles.
4. Incorporez le mélange avoine et sucre dans les huiles à l'aide d'une cuillère ou d'une spatule.
5. Conservation : plusieurs mois.
6. Utilisation : voir recette *Gommage au sucre, aux amandes et au miel* p. 86.

Zoom

Convient à tous les types de peaux, y compris les plus sensibles.

Appliquez une noisette sur la peau mouillée du visage. Massez doucement en effectuant des mouvements circulaires et en insistant sur le menton, le nez et le front.

Poudre exfoliante d'orange et d'amande

++ 6 grosses oranges non traitées

++ 200 g d'amandes

1. Avec un couteau bien aiguisé ou un économe, pelez finement les oranges.
2. Déposez les peaux sur une plaque allant au four et laissez-les sécher plusieurs heures à 50 °C en maintenant la porte du four légèrement entrouverte, avec une cuillère en bois par exemple.
3. Une fois les peaux d'orange bien déshydratées, sortez-les du four et laissez-les refroidir.
4. Broyez-les finement dans un moulin à café.
5. Broyez ensuite les amandes en une fine poudre.
6. Mêlez la poudre d'amandes à la poudre d'orange et conservez le mélange obtenu dans un bocal fermant hermétiquement.
7. Pour l'utiliser, prélevez la quantité de poudre nécessaire que vous incorporez à un peu de yaourt ou d'huile végétale.
8. Utilisez cette pâte pour gommer doucement le corps ou le visage en effectuant des mouvements circulaires. Rincez à l'eau tiède.

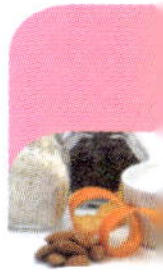

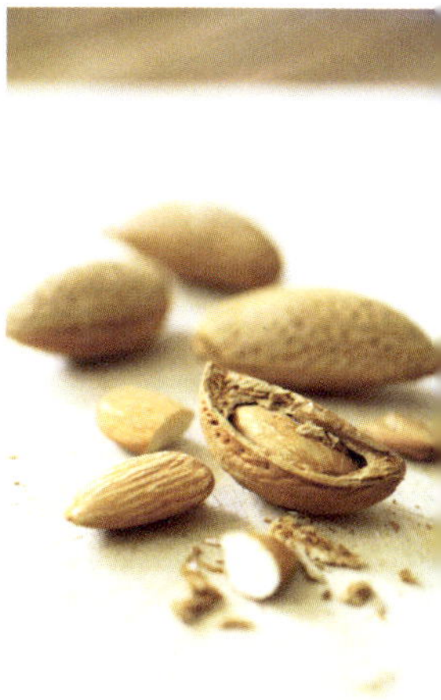

Poudre exfoliante d'avocat et d'avoine

++ 2 gros noyaux d'avocat ou 3 petits	++ 100 g de flocons d'avoine

1. Lavez bien les noyaux d'avocat et laissez-les sécher quelques jours.
2. Pelez les noyaux, puis placez-les dans un sachet fermé sur une planche en bois.
3. Donnez quelques coups de marteau afin de les éclater et d'obtenir des morceaux de la taille d'une noisette.
4. Étalez ces morceaux sur un plat pour les faire sécher quelques jours de plus.
5. Ensuite, broyez-les finement dans un moulin à café.
6. Déposez la poudre de noyaux d'avocat sur une plaque allant au four et laissez-la sécher 1 à 2 heures à 50 °C en maintenant la porte du four légèrement entrouverte, avec une cuillère en bois par exemple.
7. Sortez la poudre et laissez-la refroidir.
8. Broyez finement l'avoine au moulin pour obtenir une farine grossière.
9. Mêlez la poudre d'avocat à la poudre d'avoine et conservez le mélange obtenu dans un bocal fermant hermétiquement.

10. Pour l'utiliser, prélevez la quantité de poudre nécessaire que vous incorporez à un peu de yaourt ou d'huile végétale.
11. Utilisez cette pâte pour gommer doucement le corps ou le visage en effectuant des mouvements circulaires. Rincez à l'eau tiède.

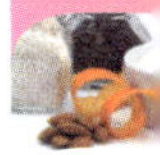

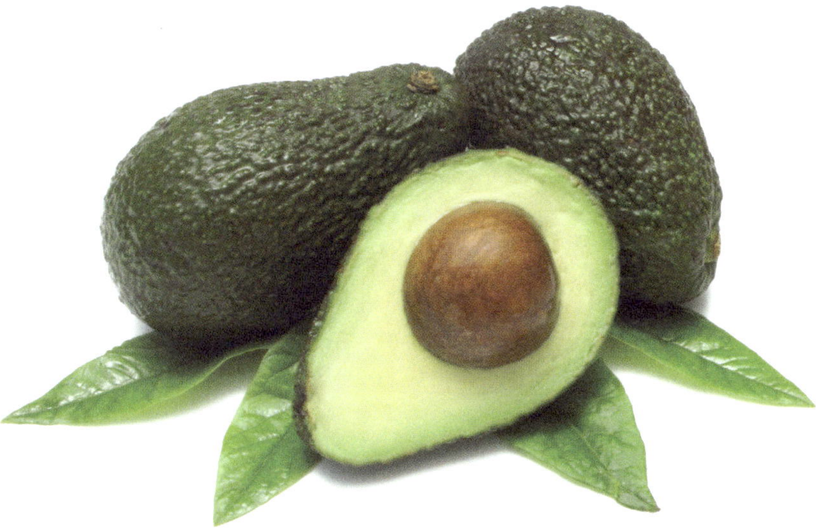

Chapitre 6

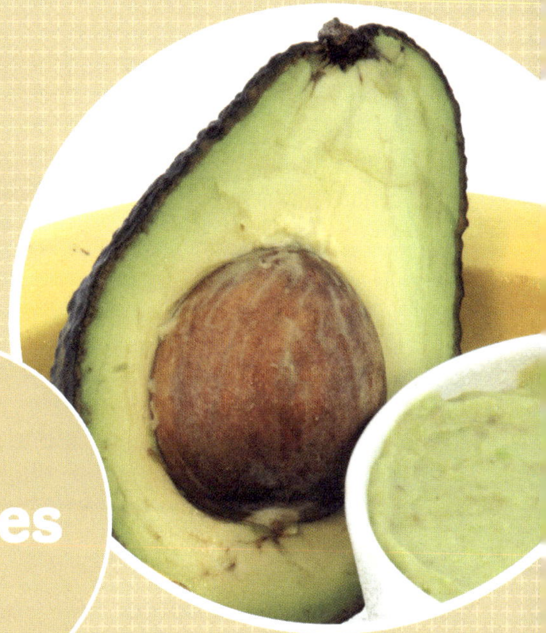

Masques

Purifiants, nourrisants, hydratants, tonifiants ou astringeant, les masques proposés dans ce chapitre présentent une ou plusieurs de ces vertus, selon les besoins de chacun. Faciles à réaliser, ces grands classiques ou variations originales sont reconnus pour leur efficacité ; ils sont simplement incontournables!

Un soin corporel ne doit pas être fait dans le stress et la précipitation, mais doit au contraire rompre avec le rythme journalier. Profitez de votre masque pour aménager une pause et vous offrir un réel moment de détente.

Trucs et astuces

Pour une plus grande efficacité, dilatez vos pores au préalable en passant votre visage à l'eau chaude ou mieux, à la vapeur d'un bol d'eau bouillante pendant 3 minutes, comme pour une inhalation. Ainsi votre peau profitera mieux des bienfaits du masque.

Utilisez des ingrédients à température ambiante. En effet, des ingrédients sortant du réfrigérateur auraient pour effet de refermer les pores. Les masques doivent être posés sur une peau démaquillée et propre en évitant la bouche et le contour des yeux. Les masques couvriront idéalement le visage ainsi que le cou et le décolleté. En effet, cou et décolleté sont souvent oubliés dans les soins. Ce sont pourtant des zones de peaux

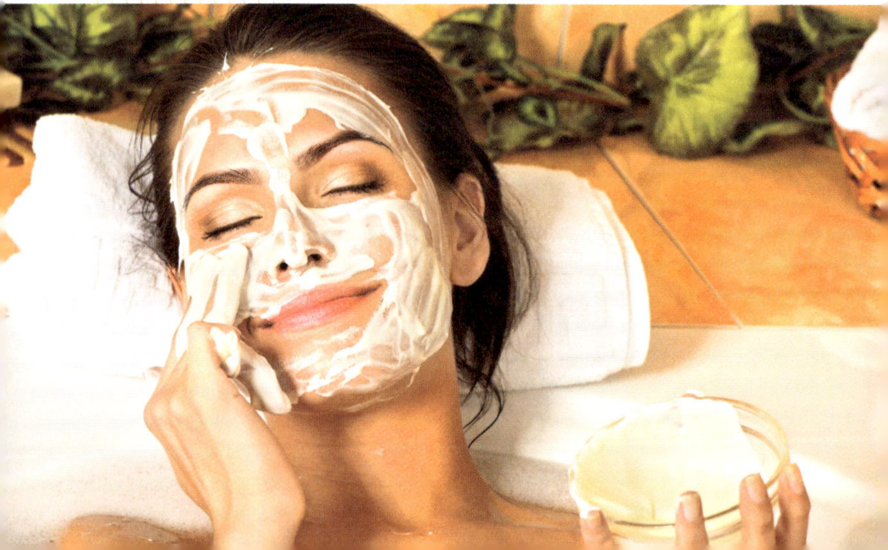

particulièrement sensibles qui méritent le même soin que le visage. Pendant le temps de pose, mettez votre musique préférée et asseyez-vous dans un bon fauteuil ou, mieux, allongez-vous !

Le rinçage se fera uniquement à l'eau, et autant que possible à l'eau fraîche afin de resserrer les pores. Enfin, séchez en tamponnant la peau avec un linge plutôt qu'en essuyant. Appliquez ensuite votre crème habituelle. Ce rituel est un moment de plaisir à s'offrir une fois par semaine.

Ces recettes de masque tirent tous les bénéfices d'ingrédients frais. Les préparations ne se conservent pas et il convient donc de les préparer en petites quantités et de les utiliser immédiatement. Si vous avez du surplus, utilisez-le pour le corps !

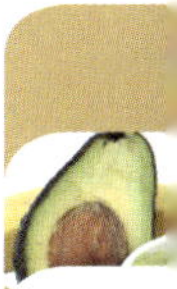

Masque purifiant à l'argile et au miel

++ 4 cuillères à soupe d'argile verte
++ 1 cuillère à soupe de miel liquide
++ 1 cuillère à soupe de jus de citron
++ 1 cuillère à soupe d'eau
++ 1 cuillère à café d'huile d'olive

1. Mélangez les ingrédients dans un petit bol, jusqu'à homogénéité.
2. Si le mélange est trop épais, ajoutez un peu d'eau.
3. La consistance souhaitée est celle d'une pâte crémeuse.

Appliquez le mélange en une fine couche régulière sur votre visage et décolleté en évitant la bouche et les yeux. Laissez agir 15 minutes jusqu'à séchage complet, puis rincez doucement à l'eau tiède. Terminez avec de l'eau fraîche afin de refermer les pores. Tamponnez délicatement votre peau avec un linge de toilette.

Zoom

Convient particulièrement bien aux peaux normales à grasses ainsi qu'aux peaux acnéiques. Pour les peaux plus sèches et sensibles, il suffit de remplacer l'argile verte par de l'argile blanche ou rouge.

Masque hydratant à l'avocat

- ++ 1/2 avocat bien mûr
- ++ 1 cuillère soupe d'huile d'amande douce

1. Réduire l'avocat en purée dans un mixeur.
2. Ajoutez l'huile et mixez encore jusqu'à homogénéité.

Appliquez cette purée sur votre visage en évitant la bouche et les yeux. Si besoin, recouvrez d'une gaze découpée à la forme de votre visage et perforée pour la bouche et les yeux afin de mieux maintenir la purée sur votre visage. Laissez agir 15 minutes, puis rincez à l'eau fraîche. Tamponnez délicatement votre peau avec un linge de toilette.

Zoom

Ce masque très nourrissant est parfait pour les peaux très sèches et sensibles.

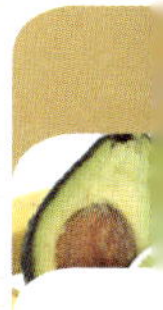

Masque hydratant à la banane

- ++ 1 demi-banane
- ++ 1 cuillère à café d'huile d'olive
- ++ 1 cuillère à café de miel

1. Mixez l'ensemble des ingrédients.

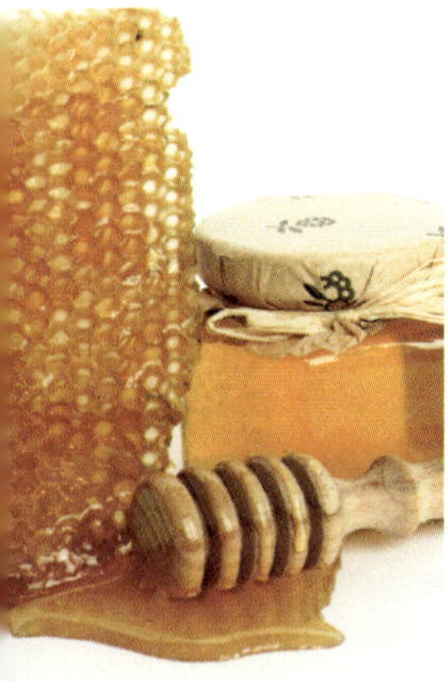

Appliquez la purée sur votre visage en évitant la bouche et les yeux. Si besoin, recouvrez d'une gaze découpée à la forme de votre visage et perforée pour la bouche et les yeux afin de mieux maintenir la purée sur votre visage. Laissez agir 15 minutes, puis rincez à l'eau fraîche. Tamponnez délicatement la peau avec un linge de toilette.

Zoom

Convient bien aux peaux sèches et sensibles.

Masque au rhum

- ++ 1 œuf entier
- ++ 2 cuillères à café de rhum
- ++ 1 cuillère à soupe de lait en poudre
- ++ 1 cuillère à café de jus de citron
- ++ 1 cuillère à café de miel

1. Mixez l'ensemble des ingrédients.

Étalez généreusement au pinceau sur votre visage et votre buste en évitant la bouche et les yeux. Laissez agir 15 minutes, puis rincez à l'eau fraîche. Tamponnez délicatement votre peau avec un linge de toilette.

Zoom

Ce masque hydratant est très complet. Il convient bien aux peaux normales à grasses.

Masque au yaourt

- ++ 1 cuillère à soupe de yaourt nature
- ++ 2 cuillères à café de jus de citron
- ++ 2 cuillères à café de miel

1. Mélangez les ingrédients dans un petit bol, jusqu'à homogénéité.

Appliquez le mélange sur votre visage et décolleté en évitant la bouche et les yeux. Laissez agir 20 minutes jusqu'à séchage, puis rincez bien à l'eau fraîche. Tamponnez délicatement votre peau avec un linge de toilette.

Zoom

Un masque tonifiant à improviser avec des ingrédients que l'on a généralement à disposition dans la cuisine. La recette est simple, mais les effets sont grands !

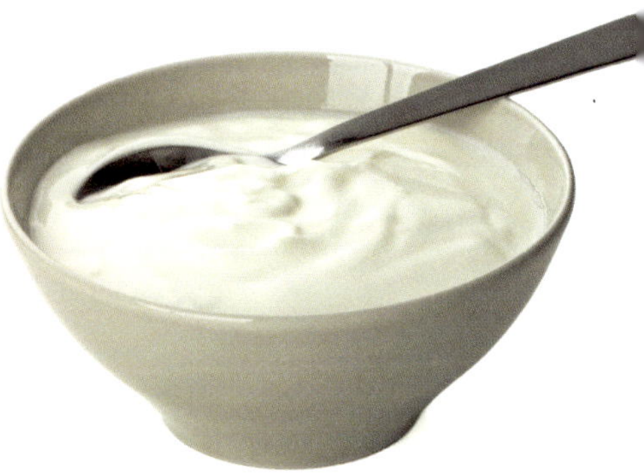

Masque éclat du teint à l'ananas

- ++ 50 g d'ananas frais
- ++ 1 carré de gaze de 20 cm x 20 cm (facultatif)

1. Passez l'ananas au mixeur.

Appliquez cette purée sur votre visage. Recouvrez d'une gaze préalablement découpée à la forme de votre visage et perforée pour la bouche et les yeux afin de mieux maintenir la purée de fruit sur votre visage. Laissez agir 15 minutes, puis rincez à l'eau fraîche. Tamponnez délicatement votre peau avec un linge de toilette.

Zoom

L'ananas exfolie et hydrate la peau. Il convient à tous les types de peau.

Masque purifiant à la papaye

++ 1 papaye	++ 1 carré de gaze de 20 cm x 20 cm (facultatif)

1. Passez la papaye épluchée au mixeur.

Appliquez cette purée sur votre visage. Vous pouvez recouvrir d'une gaze découpée à la forme de votre visage et perforée pour la bouche et les yeux afin de mieux maintenir la purée de fruit sur votre visage. Laissez agir 15 minutes, puis rincez à l'eau fraîche. Tamponnez délicatement votre peau avec un linge de toilette.

La papaye nettoie la peau et permet d'éclaircir l'épiderme. Elle s'utilise contre les points noirs, en masque purifiant. Assouplissante et hydratante, elle est parfaite pour hydrater les peaux agressées par le soleil. Elle convient bien aux peaux normales à grasses.

Masque astringent aux fraises

- ++ 4 grosses fraises
- ++ 1 cuillère à café de jus de citron
- ++ 2 cuillères à café de miel

1. Mixez les fraises en purée que vous mélangez avec le reste des ingrédients.

Appliquez le mélange sur votre visage. Vous pouvez recouvrir d'une gaze découpée à la forme de votre visage et perforée pour la bouche et les yeux afin de mieux maintenir le masque sur votre visage. Laissez agir 20 minutes, puis rincez à l'eau fraîche. Tamponnez délicatement votre peau avec un linge de toilette.

Zoom

Ce masque convient aux peaux normales à grasses. Les fraises sont astringentes et régénèrent l'épiderme. Le miel est un antiseptique tandis que le jus de citron purifie.

Masque astringent à la tomate

++ 1 tomate

++ 1 cuillère à soupe de lait en poudre

1. Mixez la tomate et le lait en poudre jusqu'à homogénéité.

Appliquez le mélange sur votre visage. Vous pouvez recouvrir d'une gaze découpée à la forme de votre visage et perforée pour la bouche et les yeux afin de mieux maintenir le masque sur votre visage. Laissez agir 15 à 20 minutes, puis rincez à l'eau fraîche. Tamponnez délicatement votre peau avec un linge de toilette.

Trucs et astuces

Ce masque est idéal pour éliminer les points noirs et soigner les peaux grasses et acnéiques.

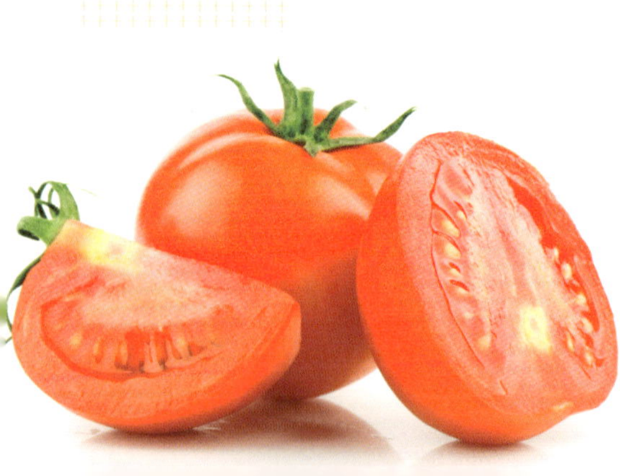

Masque corporel au yaourt

- 1 yaourt nature
- 2 cuillères à soupe de jus de citron
- 2 cuillères à soupe de miel
- 1 cuillère à soupe d'huile d'olive ou d'huile de sésame

1. Mélangez tous les ingrédients au mixeur.

Installez-vous dans la douche ou la baignoire et appliquez le mélange sur tout votre corps. Votre salle de bains doit être bien chauffée. Prévoyez un petit tabouret ainsi qu'un peu de musique relaxante afin de patienter plus confortablement.
Laissez agir 20 minutes. Rincez à l'eau tiède puis, dans la mesure du possible, terminez le rinçage à l'eau fraîche. Séchez doucement votre peau en la tamponnant avec un linge de toilette.

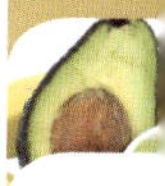

Bon à savoir

Comme pour le masque du visage au yaourt, les ingrédients de ce soin sont généralement présents dans la cuisine, ce qui permet de le faire à l'improviste, après une longue journée de travail. Équilibré, ce masque purifie, hydrate et nourrit l'épiderme. Il convient à tous les types de peau.

Chapitre 7

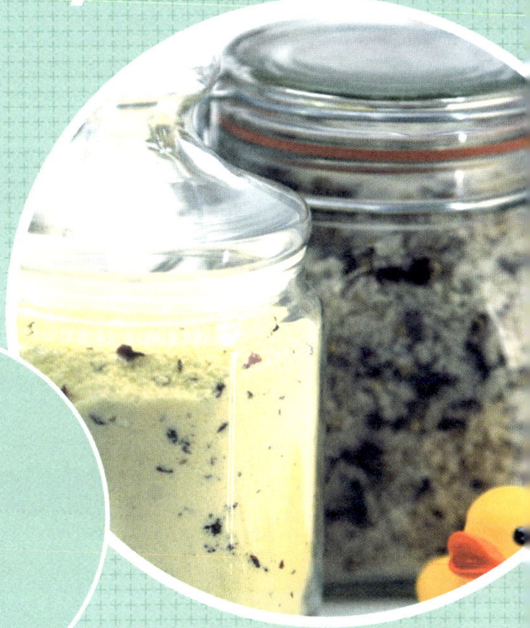

Bain

Pour agrémenter votre bain, pour vous relaxer ou pour vous aider en cas de réfroidissement, vous trouverez dans ce chapitre des recettes délicieuses à base de sels, de lait, d'avoine ou encore de moutarde, des vinaigres de toilette à l'ancienne, mais aussi des galets effervescents pour vos enfants.

Un bain consomme bien plus d'eau qu'une douche. De ce fait, il est facile de réduire sa consommation d'eau en préférant la douche au bain.

Cependant, on peut raisonnablement faire quelques exceptions : pour des raisons pratiques et éducatives lorsqu'il s'agit de petits enfants, pour des raisons de santé lorsque l'on est harassé de fatigue, notamment après un dur labeur physique, ou pour éliminer les toxines lors d'un refroidissement.

Les recettes qui suivent répondent à ces situations. Vous trouverez également au chapitre « soin des mains, ongles et pieds » une recette de bain de pieds.

Mes recettes pour le bain utilisent souvent des huiles essentielles. Celles-ci sont en effet très efficaces et apportent leurs bienfaits à la fois physiques et psychiques. Cependant, les huiles essentielles sont des produits très puissants, à utiliser avec précaution. Il est préférable d'en éviter l'usage pour les enfants de moins de trois ans et pour les femmes enceintes.

Huile essentielle

N'oubliez pas que les huiles essentielles ne se dissolvent pas dans l'eau. C'est pourquoi il convient de les diluer au préalable dans un excipient. Certaines sont dermocaustiques et provoquent brûlures ou irritations. L'huile essentielle de menthe poivrée, par exemple, ne doit surtout pas être utilisée dans le bain, excepté localement (pieds). Chaque personne ayant sa propre sensibilité, il vaut mieux en cas de doute tester une huile essentielle sur un coin de peau. N'hésitez pas à demander l'avis de votre pharmacien.

Galets de bain effervescents aux agrumes

- ++ 200 ml de bicarbonate de soude
- ++ 100 ml d'acide citrique
- ++ 100 ml de fécule de maïs
- ++ 3 cuillères à café de poudre de curcuma (colorant naturel)
- ++ 1 cuillère à café d'huile d'amande douce
- ++ 10 ml d'eau de fleur d'oranger
- ++ 25 gouttes d'HE de citron
- ++ 40 gouttes d'HE de mandarine
- ++ 30 gouttes d'HE de pamplemousse

Prévoir un vaporisateur et des petits moules.

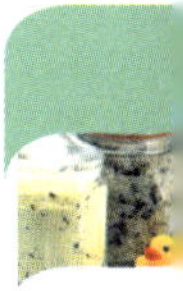

1. Dans un bol, diluez les huiles essentielles dans l'huile d'amande douce et réservez.
2. Dans un grand saladier, mélangez le bicarbonate de soude, l'acide citrique, la fécule de maïs et le curcuma.
3. Vaporisez dessus l'eau de fleur d'oranger en mélangeant bien avec une fourchette entre chaque vaporisation.
4. Lorsque la moitié de l'eau de fleur d'oranger est intégrée, incorporez les huiles, puis vaporisez le reste de l'eau de fleur d'oranger en mélangeant bien entre chaque vaporisation.

ATTENTION !

Les huiles essentielles d'agrumes sont photosensibilisantes. N'utilisez donc pas ces galets avant de vous exposer au soleil.

5. On doit obtenir un mélange sableux qui coagule à la pression.
6. Remplissez alors les moules en plusieurs fois et en comprimant fortement le mélange à chaque rajout.
7. Démoulez tout de suite sur un plateau en tapant le moule à l'envers d'un coup sec.
8. Laissez sécher 24 heures.

Les quantités indiquées permettent de faire environ 10 petits galets de 20 g. Pour réaliser de plus gros galets ou boules, diminuez la quantité d'huiles essentielles en conséquence, de sorte à avoir toujours la même quantité d'huiles essentielles par bain.

Le bicarbonate de soude adoucit l'eau. Il est biodégradable et non toxique ni pour l'environnement ni pour la santé. Combiné à l'acide citrique il permet l'effervescence. La fécule de maïs est douce pour la peau et permet aussi de faire coaguler les galets.

Ludiques autant qu'utiles et agréables, ces galets effervescents sont un cadeau original pour les petits comme pour les plus grands. Cachez à l'intérieur de petites surprises en plastique (mini-animaux, bagues, etc.), les enfants adorent !

Le petit plus

Variantes

Galets de bain effervescents à la lavande relaxante : remplacez les HE d'agrumes et le curcuma par 72 gouttes d'HE de lavande officinale et une pointe de couteau de poudre d'indigo.

Galets de bain effervescents au cèdre et genévrier : remplacez le curcuma par 3 cuillères à café de poudre de corète ou de Matcha (thé vert japonais en poudre). Remplacez les HE d'agrumes par 35 gouttes d'HE de cèdre de l'Atlas et 60 gouttes d'HE de genévrier. Attention, ces huiles essentielles ne conviennent pas aux femmes enceintes.

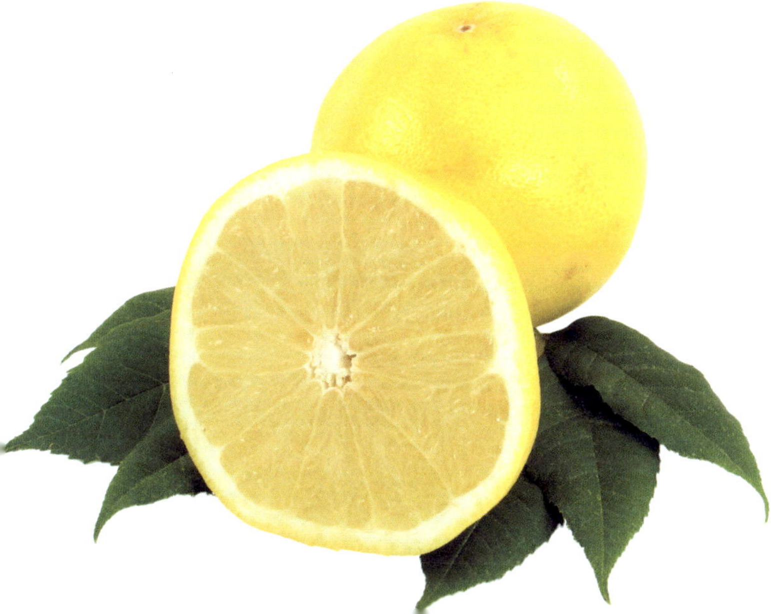

Sels de bain

Pour 4 à 6 bains : ++ 1 tasse de gros sel marin ++ 1 tasse de sel d'Epsom ++ colorant alimentaire naturel vert (facultatif) ++ 1 cuillère à café d'huile d'amande douce	*Pour l'hiver :* ++ 18 gouttes d'HE de pin et 18 gouttes d'HE d'eucalyptus. *Pour les sportifs :* ++ 18 gouttes d'HE de genévrier et 18 gouttes d'HE de gaulthérie ou de romarin.

1. Dans un sac en plastique bien étanche, versez les sels et 1 ou 2 gouttes de colorant.
2. Mélangez bien en secouant et triturant le sac jusqu'à ce que la couleur soit bien répartie.
3. Rajoutez goutte par goutte du colorant si nécessaire, en prenant soin de ne pas trop en mettre.
4. Trop de liquide ferait fondre les sels.
5. Diluez les HE de votre choix dans l'huile d'amande douce.
6. Ajoutez les huiles et mélangez à nouveau le tout.
7. Conservez votre sel de bain dans un joli bocal.

8. Laissez reposer deux semaines avant utilisation.
9. Versez un quart à une demi-tasse par bain.

Les sels de bain sont simples à préparer et agréables à utiliser. Ils font un cadeau apprécié et personnalisable. Et pour que votre bocal de sels soit encore plus joli à regarder, vous pouvez ajouter à cette recette les herbes et fleurs séchées de votre choix.

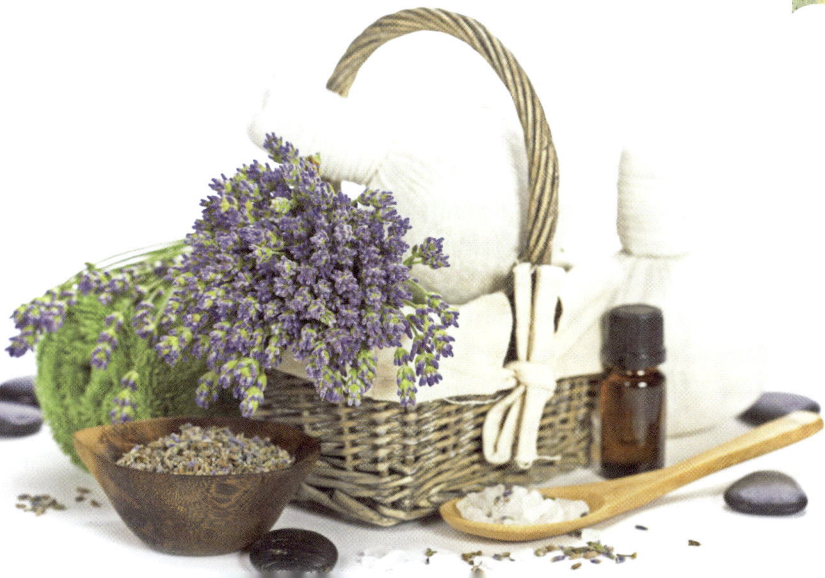

Lait de bain à la lavande relaxante

Pour 4 à 5 bains :

++ 80 g de lait en poudre
++ 30 g de bicarbonate de soude
++ 30 g de fécule de maïs
++ 1 poignée de pétales de rose séchés ou une poignée de fleurs de mauve
++ 50 gouttes d'HE de lavande

1. Mesurez le bicarbonate de soude dans un saladier.
2. Versez dessus l'huile essentielle de lavande et mélangez bien avec une fourchette jusqu'à obtenir une poudre homogène.
3. Incorporez ensuite la fécule de maïs et le lait.
4. Ajoutez enfin les fleurs et brassez délicatement le mélange pour bien les répartir dans la préparation.
5. Versez dans un bocal à fermeture hermétique.
6. Ajoutez 4 bonnes cuillères à soupe à l'eau du bain juste avant d'y entrer.
7. Savourez...

Le lait en poudre permet de préparer à l'avance et de conserver quelques mois ce grand classique du bain. Cléopâtre, mais aussi Poppée, femme de l'empereur Néron, Isabelle de Bavière et bien d'autres encore, prenaient quotidiennement des bains de lait, dont les vertus adoucissantes et hydratantes sont depuis longtemps connues. Dans la recette qui suit, la fécule de maïs complète le lait de son effet adoucissant pour la peau, tandis que le bicarbonate de soude adoucira l'eau du bain. Les fleurs agrémentent le bain en flottant à la surface. Quant à la lavande, elle fait de ce bain le relaxant idéal après une dure journée.

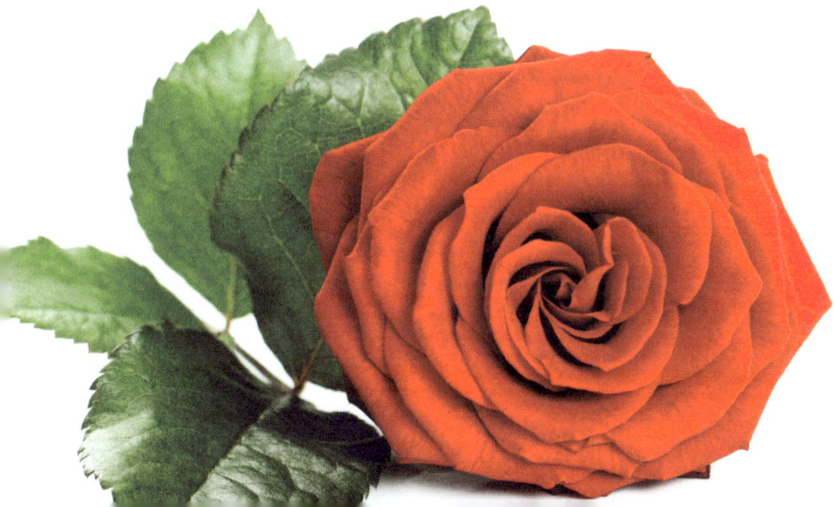

Avoine de bain

Pour 4 à 5 bains :

++ 100 g de flocons d'avoine

++ 30 g de bicarbonate de soude

++ 30 g de fécule de maïs

++ 4 cuillères à soupe de fleurs de lavande

++ 50 gouttes d'HE de lavande

1. Broyez au moulin à café ou au mixeur les flocons d'avoine et les fleurs de lavande jusqu'à obtenir une poudre fine.
2. Mesurez le bicarbonate de soude dans un saladier.
3. Versez dessus les gouttes d'huile essentielle et mélangez bien avec une fourchette jusqu'à obtenir une poudre homogène.
4. Incorporez la poudre d'avoine et de lavande.
5. Versez dans un bocal à fermeture hermétique.
6. Ajoutez 3 à 4 cuillerées à soupe dans l'eau du bain juste avant d'y entrer.

L'avoine est depuis longtemps reconnue et utilisée pour ses propriétés adoucissantes, apaisantes et hydratantes. Elle convient bien aux peaux sèches ou irritées. La lavande apaise la peau et calme l'esprit. Ce bain relaxant est parfait avant d'aller au lit.

Moutarde de bain

Pour 2 à 3 bains :

++ 40 g de moutarde en poudre
++ 40 g de bicarbonate de soude
++ 20 g de fécule de maïs
++ 10 gouttes d'HE d'eucalyptus
++ 10 gouttes d'HE de pin
++ 10 gouttes d'HE de cajeput

1. Mesurez le bicarbonate de soude dans un saladier.
2. Versez dessus les huiles essentielles et mélangez bien avec une fourchette jusqu'à obtenir une poudre homogène.
3. Incorporez ensuite la moutarde et la fécule de maïs.
4. Versez dans un bocal à fermeture hermétique.
5. Ajoutez 3 cuillères à soupe à l'eau du bain juste avant d'y entrer.

Restez dans ce bain pendant 20 minutes environ, puis prenez une douche rapide pour vous rincer avant de vous envelopper dans un grand drap de bain.

Un peu d'histoire

La moutarde était un remède bien connu de nos grands-mères qui s'en servaient en cataplasme pour soigner les refroidissements, mais aussi dans le bain. Bien avant elles, Hippocrate l'utilisait déjà dans la Grèce antique. Encore aujourd'hui, le bain de moutarde est couramment pratiqué au Pakistan et en Inde. La moutarde aide le corps à éliminer les toxines et stimule l'organisme. C'est pourquoi ce bain convient bien après le sport, en cas de refroidissement et aussi pour les pieds fatigués.

Vinaigre de toilette à la lavande et au miel

- ++ 1 litre de vinaigre de cidre
- ++ 80 g de fleurs de lavande fraîches ou 40 g de lavande séchée
- ++ 5 cuillères à soupe de miel

1. Faites chauffer le vinaigre et le miel à feu vif.
2. Lorsque le mélange arrive à ébullition, versez-le sur les fleurs de lavande dans un bocal ou une bouteille à large goulot.
3. Une fois que le vinaigre est refroidi, fermez le récipient et laissez macérer 2 semaines.
4. Filtrez et versez dans un joli flacon.
5. Ajoutez un petit verre de vinaigre parfumé pour un bain et une cuillère à soupe dans le lavabo pour la toilette du visage.

Trucs et astuces

Les vinaigres de toilette sont excellents pour adoucir l'eau du bain et descendre son pH. Ils conviennent bien aux peaux sensibles. Leur usage était courant au XIXe siècle. Ils sont aussi bien adaptés à la toilette du visage.

Vinaigre des 4 voleurs

- ++ 1 l de vinaigre de cidre
- ++ 10 g de sauge
- ++ 10 g de romarin
- ++ 10 g de menthe
- ++ 10 g de thym
- ++ 10 g d'absynthe (facultatif)
- ++ 20g de lavande
- ++ 10 g de cannelle en poudre
- ++ 3 g de muscade en poudre
- ++ 15 clous de girofle
- ++ 3 belles gousses d'ail écrasées
- ++ 3 g de camphre en cristaux

1. Hachez grossièrement les herbes aromatiques et placez-les, avec les autres ingrédients, dans un grand bocal.
2. Portez le vinaigre à ébullition, puis versez-le sur le mélange. Lorsqu'il a refroidi, fermez le bocal et laissez macérer 2 semaines.
3. Filtrez et versez dans un joli flacon.
4. Ajoutez un petit verre de vinaigre parfumé pour un bain et une cuillère à soupe dans le lavabo pour la toilette du visage.

un excellent désinfectant

S'utilise aussi dilué pour nettoyer les plaies, soigner les aphtes ; pur pour nettoyer les peaux acnéiques, calmer les démangeaisons en cas de piqûre, désinfecter les mains ou encore en friction du cuir chevelu contre les pellicules.

Un peu d'histoire

Le célèbre vinaigre des 4 voleurs, encore utilisé aujourd'hui comme désinfectant et pour la toilette, est né à Toulouse, alors que 4 voleurs dépouillaient les corps des pestiférés lors de l'épidémie de 1628. C'est ce vinaigre qui les protégeait de la contagion et ils en donnèrent le secret au juge. Ils furent imités par d'autres brigands à Marseille, lors de l'épidémie de peste de 1720. La recette fut inscrite au Codex des pharmaciens en 1748.

Chapitre 8

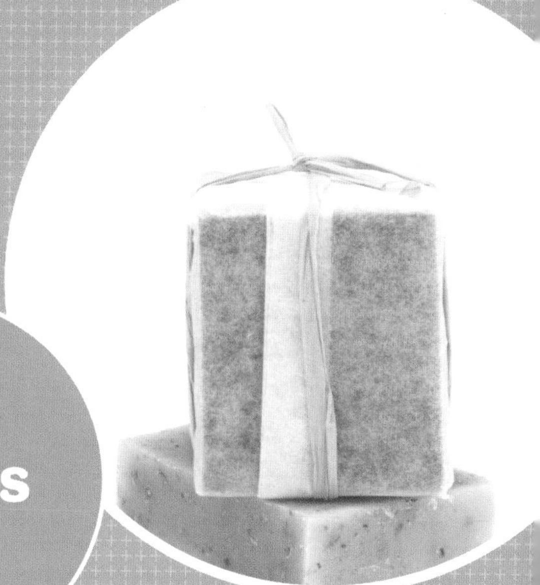

Savons

Faire son propre savon, c'est profiter d'un produit de haute qualité, 100 % naturel et doux pour la peau. De plus, cela permet de réaliser de bonnes économies sur les produits d'hygiène et d'entretien tout en préservant l'environnement et la santé. Alors pourquoi s'en priver?

Il y a 4 500 ans, les Sumériens fabriquaient un savon mou à base d'huile, d'argile et de cendre. Il y a 3 000 ans en Syrie, le savon était fabriqué à base de cendre de laurier et d'huile d'olive. Il était réputé pour ses propriétés désinfectantes.

Le savon est un tensioactif. Ses molécules ont pour propriété d'accrocher les graisses et l'eau. Le film protecteur de la peau est fait de graisse sur laquelle la saleté est accrochée. Les molécules de savon vont évacuer dans l'eau ces graisses ainsi que les saletés qu'elles transportent. C'est pourquoi il est important de reconstituer le film hydrolipidique de la peau après la douche. L'utilisation d'un savon surgras permet de limiter la déshydratation de la peau.

Le savon naturel est un détergeant totalement biodégradable.

Le danger vient des savons industriels qui contiennent énormément d'additifs polluants, comme des agents anticalcaires (EDTA), des conservateurs, colorants et parfums chimiques, des agents moussants, etc.

La réaction de saponification, aussi appelée « hydrolyse des esters », se produit lors du mélange d'un corps gras à un alcali à une certaine température. Il en résulte du savon et de la glycérine. L'alcali utilisé est l'hydroxyde de sodium (NaOH) appelé aussi soude caustique. Les corps gras peuvent être des graisses animales ou végétales. Cependant les graisses végétales sont plus douces pour la peau et ne bouchent pas les pores.

Précautions

- Portez toujours des lunettes de sécurité ainsi que des vêtements couvrants, des gants et un masque.
- Versez toujours la soude dans l'eau et non l'inverse qui provoquerait une réaction chimique volcanique.
- Versez toujours la solution de soude dans l'huile et non l'inverse qui produirait des grumeaux très corrosifs dans le savon.
- Vérifiez qu'il n'y ait pas d'obstacle au sol et d'objet qui traîne dans la zone où vous travaillez et déplacez-vous toujours avec beaucoup de prudence lorsque vous transportez votre solution de soude.
- Ne laissez jamais votre solution de soude sans surveillance et sans étiquetage. Cette solution peut facilement être prise pour de l'eau et causer des accidents très graves.

ATTENTION !

L'hydroxyde de sodium est un produit extrêmement corrosif qui peut causer de sévères brûlures et même la cécité si projetée dans les yeux. De plus, ses vapeurs sont très nocives. Pour votre sécurité, il est essentiel de respecter ces quelques précautions lorsque vous préparez votre savon :

- Soyez prudents en manipulant les cristaux de soude qui peuvent aussi brûler au contact de la peau en réagissant à son humidité naturelle.
- Travaillez dans un lieu aéré, soit à l'extérieur, soit une pièce disposant d'une fenêtre permettant une bonne aération.
- Avant de commencer, vérifiez que tout le matériel nécessaire soit à portée de main.
- Travaillez seul. Si vous avez des animaux de compagnie, isolez-les dans une autre pièce pour ne pas risquer un accident.
- Ne faites pas deux choses à la fois : quand vous préparez du savon, ne répondez pas au téléphone, éteignez la télé et ne faites pas la discussion avec un(e) ami(e) en même temps.
- Ayez toujours à votre portée un bac d'eau pour vous rincer en cas de projection et un bac d'eau vinaigrée pour neutraliser la soude sur les ustensiles.

Matériel et équipement

- deux thermomètres de cuisine non métalliques, montant jusqu'à 100 °C
- un grand saladier ou une bassine en céramique, en verre ou en plastique résistant pour préparer la pâte à savon
- un récipient en verre résistant à la chaleur (100 °C) pour préparer la soude, ce peut être un bocal à conserve dont on perforera le couvercle
- un petit pot de verre pour peser la soude
- deux spatules en silicone ou caoutchouc
- une balance (précision au gramme)
- un ou plusieurs moules en silicone ou en bois qui peuvent être remplacés par des boîtes à lait, des étuis cylindriques de chips, etc.
- un grand couteau sans dents pour couper le savon
- un mixeur plongeant avec pied en plastique
- du film cellophane
- du papier journal
- une paire de gants type gants de ménage en caoutchouc
- une paire de lunettes de protection
- un masque de protection ou un foulard

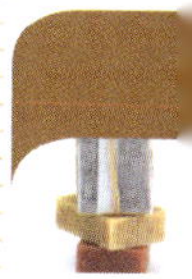

Fabrication du savon par étapes

La méthode proposée ici est la méthode traditionnelle à froid, appelée en anglais *cold process*.

Étape 1 • Rassemblez tout le matériel, balance, récipients, spatules, thermomètres, mixeur, moule, ainsi que les ingrédients. Recouvrez le plan de travail de plusieurs couches de papier journal. Préparez une bassine d'eau et une deuxième d'eau vinaigrée. Pesez et mesurez les additifs et huiles essentielles.

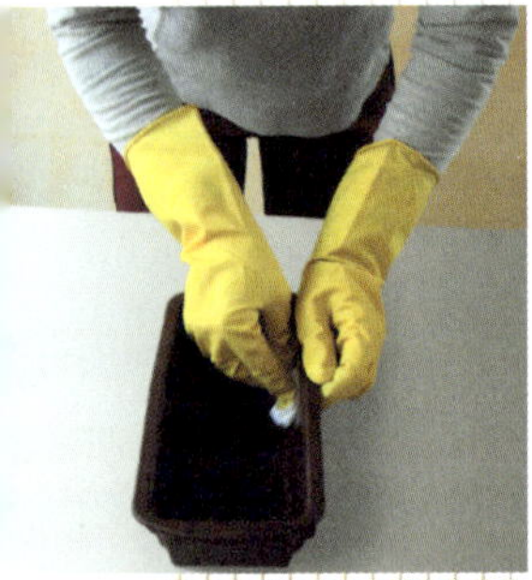

étape 2

Étape 2 • Préparez le moule soit en le graissant légèrement s'il s'agit de silicone, soit en le recouvrant de papier sulfurisé. Vous n'aurez en effet pas le temps de le faire plus tard. Préparez les couvertures et la boîte qui recevra le moule de savon.

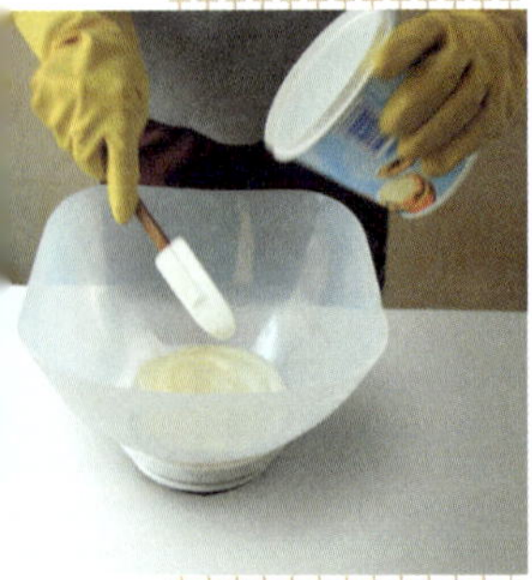

étape 3

Étape 3 • Prenez votre grand récipient, celui dans lequel vous allez préparer la pâte à savon. Pesez-y vos matières grasses solides (coco, karité...) à l'aide d'une des 2 spatules. Placez le récipient au bain-marie doux.

Étape 4 • Mettez vos gants, lunettes et masque de protection. Pesez l'hydroxyde de sodium dans un petit récipient et mettez-le de côté, hors du plan de travail.

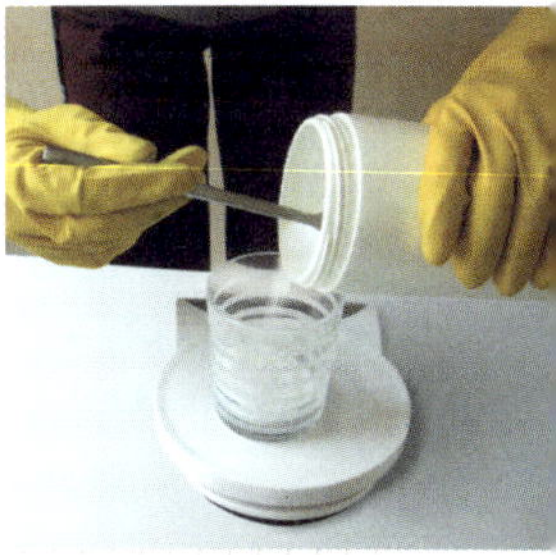
étape 4

Étape 5 • Dans votre récipient de verre résistant, pesez l'eau distillée. Ouvrez la fenêtre si vous êtes à l'intérieur. Hors balance et sur la surface bien stable du plan de travail, versez doucement et précautionneusement la soude dans l'eau (et non l'inverse !) en remuant bien avec la 2ᵉ spatule, jusqu'à épuisement de la soude. La solution va rapidement monter à une température proche de 96 °, en dégageant des vapeurs toxiques. C'est à ce moment-là qu'il faut être attentif à ne pas respirer au-dessus du récipient et à être en zone bien aérée. Placez un thermomètre dans le liquide et placez le récipient dans un bain-marie d'eau froide.

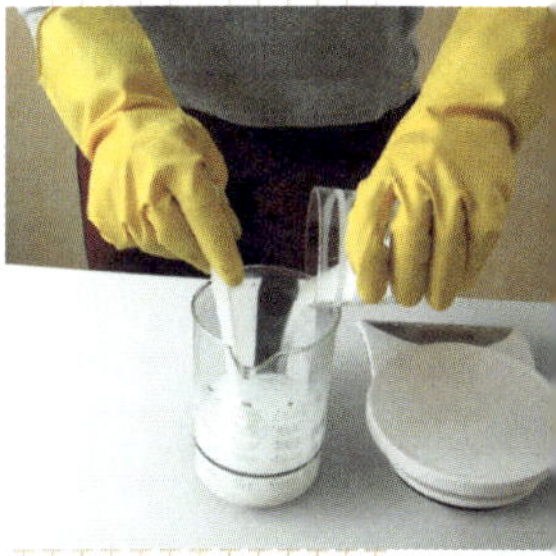
étape 5

Étape 6 • Remuez les huiles jusqu'à liquéfaction, puis hors bain-marie, ajoutez les autres huiles à saponifier. Placez le deuxième thermomètre dans les huiles.

Étape 7 • Surveillez les deux températures jusqu'à arriver à 27 °C des deux côtés. Au besoin, renouvelez les bains. La soude peut éventuellement avoir 2 degrés en dessous des huiles.

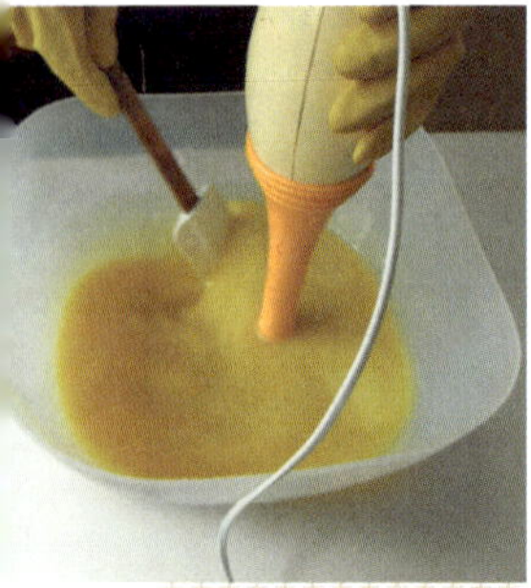
étape 8

Étape 8 • Versez lentement la solution de soude dans les huiles (et non l'inverse !) en un mince filet continu, tout en remuant énergiquement. Une fois que toute la soude est incorporée, continuez à mélanger énergiquement à la spatule, puis prenez le relais avec le mixeur plongeant, jusqu'à la trace. Ce que l'on appelle la trace est le moment où une goutte de liquide tombant sur la surface laisse une légère trace à la surface avant d'être absorbée.

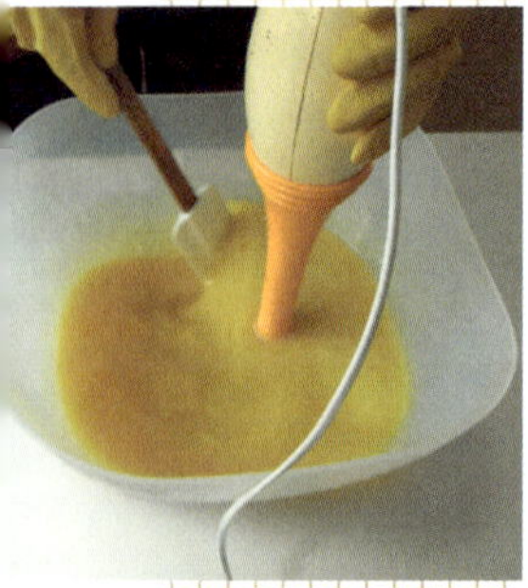
étape 9

Étape 9 • Incorporez maintenant les éventuels ingrédients qui doivent être ajoutés à la trace, comme les huiles essentielles et les huiles précieuses. Mélangez bien à la spatule jusqu'à complète homogénéité. Pour éviter les grumeaux, les argiles et poudres de plantes doivent être préalablement diluées dans un peu de pâte à savon avant d'être incorporées à l'ensemble de la pâte. Le miel doit être préalablement liquéfié au bain-marie.

Étape 10 • Versez la pâte à savon dans votre moule, puis recouvrez la surface d'une pellicule de papier cellophane de sorte qu'il n'y ait plus d'air à la surface. Placez le moule dans une boîte ou une glacière ou encore dans le four éteint de la cuisinière. Recouvrez-le d'un linge de bain ou d'une couverture, fermez la boîte et placez dessus une autre couverture pliée. Laissez poser pendant 24 heures sans ouvrir ou déplacer le conteneur.

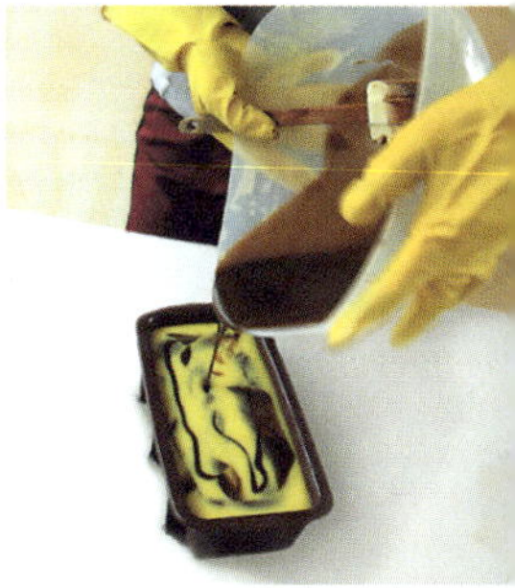
étape 10

Étape 11 • Toujours en gardant les gants de protection, utilisez le papier journal qui couvre le plan de travail pour nettoyer un à un tous les ustensiles. Il s'agit d'enlever l'excès de pâte à savon qui pourrait boucher les évacuations d'eau usées. Mettre ses ustensiles dans la bassine d'eau vinaigrée et les laver avec du produit vaisselle.

Étape 12 • 24 heures plus tard, couvrez le plan de travail de papier journal et d'une feuille de papier sulfurisé. Enfilez vos gants de cuisine, le savon à ce stade est toujours très corrosif ! Démoulez délicatement le pain de savon. Avec un grand couteau à lame lisse et en vous aidant au besoin d'une règle, coupez vos pains de savon au format désiré.

Étape 13 • Grattez ou coupez délicatement la fine couche blanchâtre qui a pu se former à la surface du savon. Il s'agit d'un dépôt de soude qui est corrosif et qui se forme souvent à la surface du savon.

Étape 14 • Alignez les pains sur une surface protégée de papier non imprimé (papier sulfurisé, kraft...) en laissant environ deux centimètres entre chaque pain pour que l'air circule. Entreposez dans un endroit tempéré, aéré et à l'abri du soleil pendant 4 semaines. Résistez à l'envie d'utiliser vos savons avant la fin de la cure. En effet la saponification se poursuit pendant la cure et lorsqu'elle n'est pas terminée, le savon est trop agressif pour la peau, son ph est trop élevé. Après 4 semaines, vous pouvez utiliser vos savons !

Emballage

Emballez vos savons en évitant le plastique qui ne les laisse pas respirer. De très jolis emballages peuvent être réalisés dans différents papiers ou tissus. Laissez libre cour à votre imagination !

Conservez vos savons de préférence dans un lieu sec, frais et sombre. Les placards à habits sont un endroit idéal.

Toutes les recettes qui suivent sont calculées pour obtenir des savons de qualité, surgras de 5 % à 10 %.

ATTENTION !

Ne modifiez jamais les ingrédients des recettes qui suivent. En effet, les quantités de soude sont calculées précisément en fonction des huiles utilisées. Les huiles végétales ne sont donc pas interchangeables.

Savon de ménage (lessive, etc.)

Pour 10 pains d'environ 100 g :

++ 400 g d'huile d'olive
++ 300 g d'huile de coco
++ 100 g d'huile de tournesol
++ 116 g de soude
++ 325 g d'eau distillée

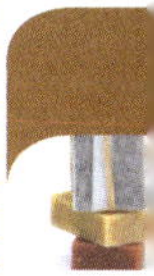

Savon corporel argile et bois de rose

Pour 10 pains d'environ 100 g :

++ 500 g d'huile d'olive
++ 200 g d'huile de coco
++ 100 g d'huile de sésame
++ 108 g de soude
++ 300 g d'eau distillée

À la trace :

++ 32 g d'huile d'amande douce
++ 1 cuillère à soupe d'argile rouge
++ 10 ml (200 gouttes) d'HE de bois de rose ou l'HE de votre choix

Savon corporel extra-doux miel et lavande

Pour 10 pains d'environ 100 g :

- ++ 250 g d'huile d'olive
- ++ 200 g d'huile d'avocat
- ++ 200 g d'huile de coco
- ++ 150 g de beurre de karité
- ++ 105 g de soude
- ++ 295 g d'eau distillée

À la trace :

- ++ 2 cuillères à soupe de miel
- ++ 10 ml (200 gouttes) d'HE de lavande officinale ou l'HE de votre choix

Savon corporel exfoliant avoine et pamplemousse

Pour 10 pains d'environ 100 g :

- ++ 500 g d'huile d'olive
- ++ 200 g d'huile de coco
- ++ 100 g d'huile de sésame
- ++ 107 g de soude
- ++ 300 g d'eau distillée

À la trace :

- ++ 3 cuillères à soupe d'avoine moulue
- ++ 10 ml (200 gouttes) d'HE de pamplemousse ou l'HE de votre choix

Savon corporel à l'huile d'amande douce

Pour 10 pains d'environ 100 g :

- ++ 450 g d'huile d'olive
- ++ 250 g d'huile de coco
- ++ 100 g d'huile d'amande douce
- ++ 111 g de soude
- ++ 310 g d'eau distillée

À la trace :

- ++ 2 cuillères à soupe de persil séché (pour un effet moucheté)
- ++ 5 ml (100 gouttes) d'HE de gingembre
- ++ 5 ml (100 gouttes) d'HE de lemongrass ou les HE de votre choix

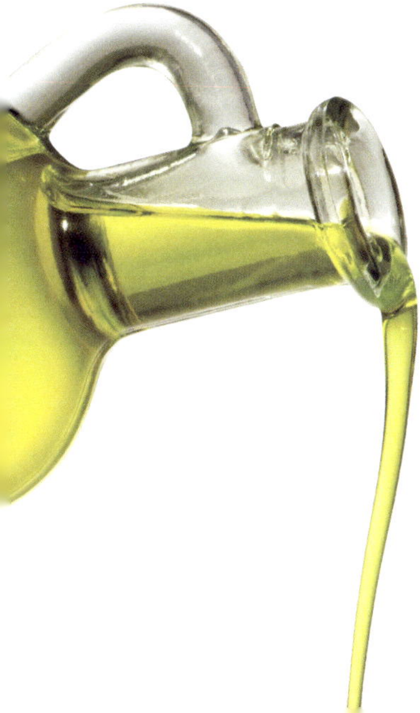

Pour aller plus loin

Le livre du même auteur, *Faire ses savons naturels, c'est facile !* (Éditions Jouvence) vous permettra d'apprendre à composer vos propres recettes et à maîtriser la fabrication du savon en comprenant le pourquoi et le comment de chaque ingredient. Vous y découvrirez aussi d'amusantes techniques de decoration, des conseils pratiques, l'histoire du savon et bien d'autres choses encore !

Savon au calendula spécial bébé

Pour 10 pains d'environ 110 g :

- ++ 450 g de macérat de calendula (dans une base d'huile d'olive) (recette p. 41)
- ++ 200 g d'huile de coco
- ++ 150 g d'huile d'avocat
- ++ 109 g de soude
- ++ 305 g d'eau

À la trace :

- ++ 10 gouttes d'extrait de pépin de pamplemousse (facultatif)
- ++ 5 ml d'HE de palmarosa (facultatif) ou les HE de votre choix
- ++ 40 g de macérat de calendula

Chapitre 9

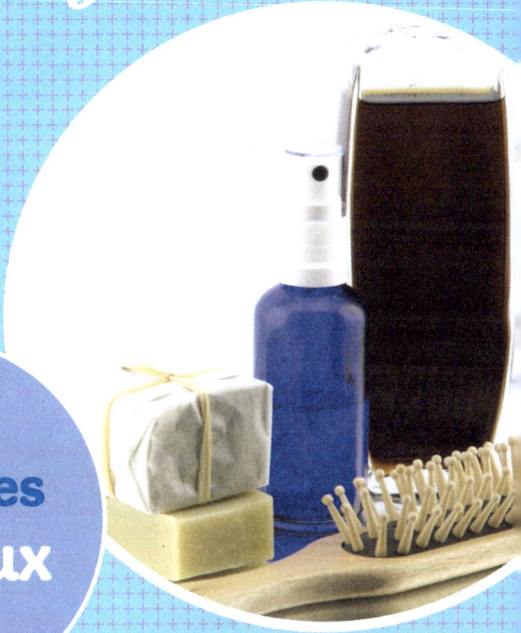

Soins des cheveux

Vous trouverez dans ce chapitre des recettes de lotions, huiles et shampoings pour prendre soin de vos cheveux au naturel. Les bases de shampoings sont celles que j'utilise dans ma savonnerie et qui ont fait le succès de ma marque. Avec ces shampoings ultra-doux, vos cheveux retrouveront santé et vitalité!

Eau de rinçage

L'utilisation d'une eau de rinçage au vinaigre permet de débarrasser les cheveux des résidus de calcaire qui les rendent ternes. Les cheveux retrouvent ainsi douceur et brillance. Reportez-vous à la recette de vinaigre de toilette (page 124).

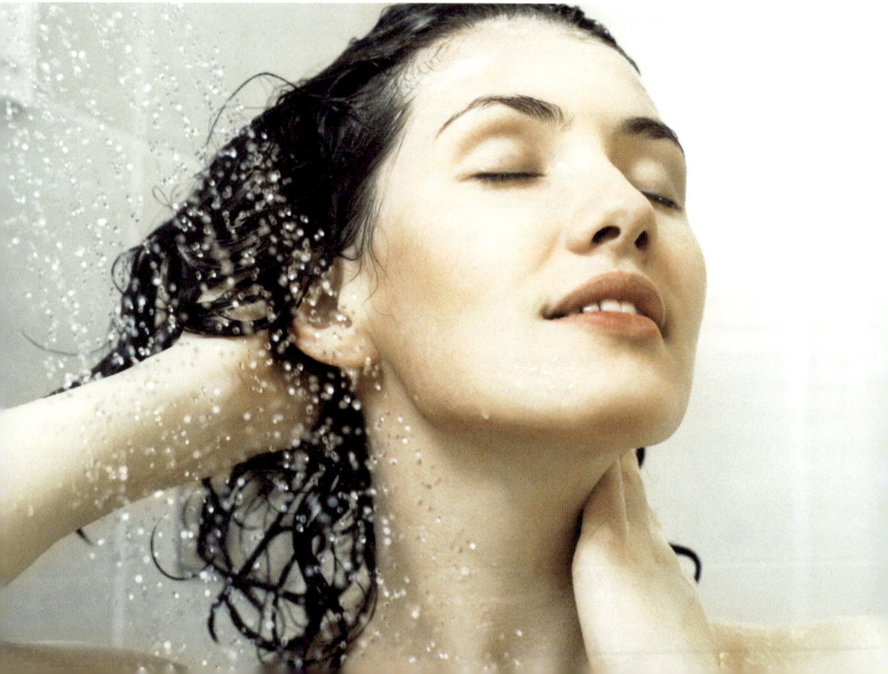

Masque pour cheveux secs

++ 1 jaune d'œuf
++ 5 cuillères à soupe d'huile d'amande douce
++ 2 cuillères à soupe de miel

Pour des cheveux longs, doublez les quantités.

1. Versez l'huile et le miel dans un bol.
2. Placez ce bol dans un récipient d'eau chaude pour faire une sorte de bain-marie.
3. Remuez pour bien incorporer le miel à l'huile.
4. Lorsque le mélange est à peine tiède, ajoutez l'œuf et tournez bien avec un petit fouet jusqu'à homogénéité.
5. Appliquez sur les cheveux secs en commençant par les racines.
6. Bien imprégner toute la chevelure et massez doucement le cuir chevelu.
7. Laissez reposer 15 minutes, puis rincez à l'eau tiède (une eau trop chaude ferait cuire l'œuf !).
8. Faites ensuite votre shampoing habituel.
9. Ce masque ne se conserve pas et doit être utilisé rapidement.

Zoom

Une recette de masque capillaire très nourrissant qui convient particulièrement aux cheveux secs et abîmés.

Huile de soin pour cheveux secs

Pour un flacon de 200 ml :

- ++ 40 g de beurre de karité
- ++ 50 ml d'huile de ricin
- ++ 100 ml d'huile d'olive
- ++ 80 gouttes d'HE de ylang-ylang

1. Dans un récipient muni d'un bec verseur, mesurez le beurre de karité.
2. Placez ce récipient dans un saladier rempli d'eau chaude pour faire un bain-marie hors feu.
3. Remuez de temps en temps, jusqu'à ce que le beurre soit bien fondu.
4. Incorporer les huiles végétales ainsi que l'huile essentielle de ylang-ylang.
5. Versez dans un flacon et gardez à l'abri de la lumière.
6. Si les ingrédients de base sont frais, cette huile se conserve une bonne année.
7. Une fois par semaine, appliquez sur l'ensemble de la chevelure ou uniquement sur les pointes selon les besoins.
8. Enveloppez votre chevelure d'une serviette, de préférence chaude et humide.
9. Laissez poser 1 heure au moins, idéalement toute une nuit, avant de laver vos cheveux.

Cette huile très nourrissante s'utilise en masque, avant le shampoing. Elle convient idéalement aux cheveux secs et abîmés. Le ylang-ylang renforce les cheveux, le beurre de karité et l'huile d'olive les nourrissent en profondeur, l'huile de ricin est un excellent émollient.

Lotion pour cuirs chevelus sensibles

Pour un flacon de 100 ml :

++ 75 ml d'eau distillée

++ 2 cuillères à soupe de thym séché

++ 25 ml de vinaigre de cidre

1. Mettez tous les ingrédients dans une casserole et portez à ébullition.
2. Retirez du feu, couvrez et laissez infuser jusqu'à complet refroidissement.
3. Filtrez avec une fine étamine ou un filtre à café et versez dans un flacon fermant hermétiquement.
4. Frictionnez doucement tout le cuir chevelu avec cette lotion 2 à 3 fois par jour pendant 2 à 3 semaines.

Trucs et astuces

Voici une recette de grand-mère réputée pour ses effets sur les cuirs chevelus sensibles, sujets aux démangeaisons et aux pellicules. 2 à 3 applications par jour pendant 3 semaines donnent de bons résultats.

Lotion pour cheveux gras

Pour un flacon de 200 ml :

- ++ 190 ml d'eau distillée
- ++ 5 ml de glycérine végétale
- ++ 5 ml de vinaigre de cidre
- ++ 4 cuillères à soupe de thym frais
- ++ 2 branches de menthe fraîche
- ++ 5 gouttes d'HE de lemongrass
- ++ 10 gouttes d'HE de lavande
- ++ 5 gouttes d'HE de sauge
- ++ 10 gouttes d'extrait de pépin de pamplemousse

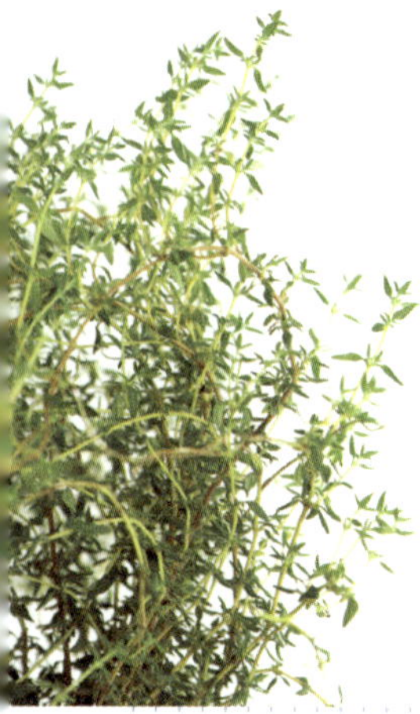

1. Faites infuser la menthe et le thym dans l'eau distillée.
2. Laissez refroidir l'infusion puis filtrez-la.
3. Versez dans un flacon muni d'un spray et ajoutez la glycérine, les huiles essentielles, le vinaigre et l'extrait de pépin de pamplemousse.
4. Secouez bien avant chaque utilisation pour faire émulsion.
5. Conservation : 2 mois environ.

Lotion pour cheveux secs et fragiles

Pour un flacon de 200 ml :
- ++ 190 ml d'eau distillée
- ++ 5 ml de glycérine végétale
- ++ 5 ml d'huile d'amande douce
- ++ 2 sachets de camomille
- ++ 10 gouttes d'HE de ylang-ylang
- ++ 10 gouttes d'HE de romarin
- ++ 10 gouttes d'extrait de pépin de pamplemousse

1. Faites infuser la camomille dans l'eau distillée.
2. Laissez refroidir l'infusion puis filtrez-la.
3. Versez dans un flacon muni d'un spray et ajoutez la glycérine, les huiles essentielles, l'huile d'amande douce et l'extrait de pépin de pamplemousse.
4. Secouez bien avant chaque utilisation pour faire émulsion.
5. Conservation : 2 mois environ.

Huile parfumée pour les cheveux

Pour un flacon de 50 ml :

- ++ 25 ml d'huile de jojoba
- ++ 25 ml d'huile de ricin
- ++ 20 gouttes d'HE de mandarine
- ++ 10 gouttes d'HE d'orange
- ++ 10 gouttes d'HE de bois de cèdre
- ++ 8 gouttes d'HE de ylang-ylang
- ++ 8 gouttes d'HE de patchouli

1. Versez tous les ingrédients dans un petit flacon en verre coloré, agitez bien et conservez à l'abri de la lumière.
2. Versez quelques gouttes au creux de la main, étalez dans les mains et frottez toute la chevelure.

En plus de parfumer les cheveux, cette huile les protège et les nourrit. Elle s'utilise sur cheveux secs ou humides.

Shampoing en barre doux au romarin et jojoba

Pour une dizaine de barres de shampoing :

- ++ 400 g d'huile d'olive
- ++ 200 g d'huile de coco
- ++ 200 g d'huile de ricin
- ++ 105 g d'hydroxyde de sodium
- ++ 300 g d'eau distillée

À la trace :

- ++ 30 g d'huile de jojoba
- ++ 10 ml d'HE de romarin

1. Se référer aux recommandations et instructions pour la fabrication du savon (pages 129 et suiv.).

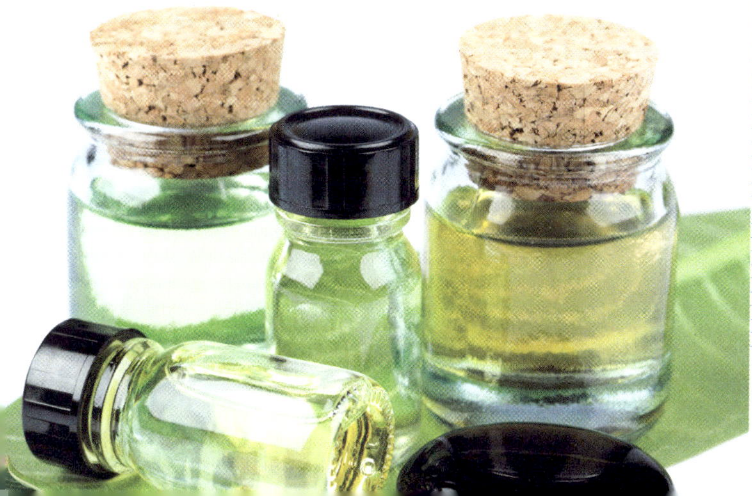

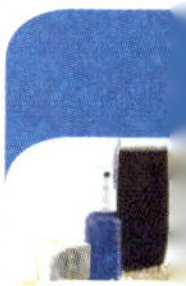

Shampoing en barre pour cheveux secs

Pour une dizaine de barres de shampoing :

- ++ 300 g d'huile d'olive
- ++ 200 g d'huile de coco
- ++ 200 g d'huile de ricin
- ++ 100 g d'huile d'amande douce
- ++ 105 g de soude
- ++ 300 g d'eau distillée

À la trace :

- ++ 50 g de beurre de karité
- ++ 10 ml d'HE de romarin

1. Se référer aux recommandations et instructions pour la fabrication du savon (pages 129 et suiv.).

Chapitre 10

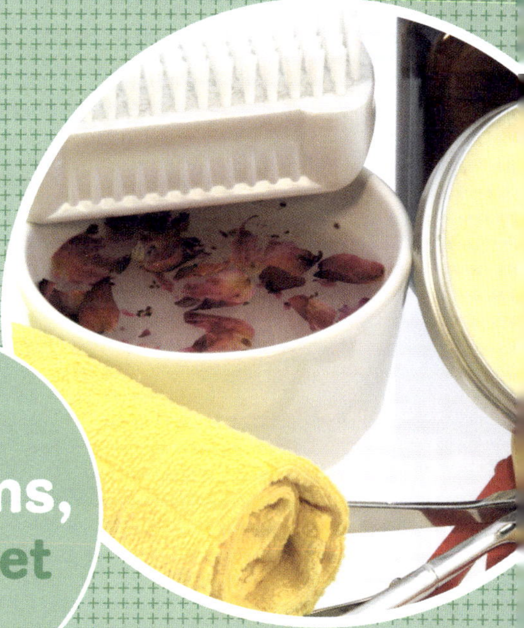

Soins des mains, ongles et pieds

Voici quelques recettes pour prendre soin de vos mains et de vos pieds au quotidien: nourrir la peau, l'adoucir et l'hydrater, aider à désinfecter et à cicatriser les petites plaies, blanchir les ongles sont parmi les vertus de ces recettes simples et bienfaisantes. Les pieds – que nous sollicitons inlassablement, souvent sans en prendre soin – méritent une attention particulière.

Gommage pour les mains

++ 30 g de sucre de canne brut	++ 1 cuillère à soupe de miel
++ 15 g d'huile d'amande douce	++ 5 gouttes d'HE de bois de rose

1. Dans un bol, versez l'huile d'amande douce et par dessus l'huile essentielle de bois de rose.
2. Mélangez bien, puis incorporez le miel et enfin le sucre.
3. Ce mélange convient pour plusieurs utilisations. Conservez-le dans un petit pot de verre hermétiquement fermé.

Prélevez une cuillère à café de pâte et appliquez-la sur les mains mouillées. Gommez bien toute leur surface jusqu'aux poignets. Laissez poser quelques minutes afin que la peau se nourrisse et que les principes actifs agissent bien. Rincez abondamment à l'eau tiède, sans savon. Séchez délicatement vos mains dans un linge.

Zoom

Le gommage au sucre de canne associe avantageusement l'exfoliation mécanique (l'action des grains de sucre) et l'exfoliation chimique (l'action des acides de fruit).
En outre, le miel apporte ses vertus antiseptiques et cicatrisantes, l'huile d'amande douce nourrit et hydrate tandis que l'huile de bois de rose régénère la peau et la parfume délicatement.

Trempette à manucure

- ++ 30 g d'avoine moulue
- ++ 30 g de lait en poudre
- ++ 20 g de sucre de canne brut finement moulu
- ++ 15 g de bicarbonate de soude
- ++ 15 gouttes d'HE de géranium
- ++ 15 gouttes d'HE de bois de rose
- ++ 10 gouttes d'HE d'orange douce
- ++ 4 roses séchées

1. Mesurez le bicarbonate de soude dans un grand bol.
2. Versez dessus les HE et mélangez bien avec une fourchette jusqu'à obtenir une poudre homogène.
3. Incorporez ensuite le sucre, l'avoine et le lait.
4. Ajoutez enfin les roses séchées grossièrement broyées.
5. Versez dans un bocal en verre hermétiquement fermé.
6. Conservez à l'abri de la lumière.
7. Cette poudre de bain de manucure se conserve ainsi plusieurs mois.

Versez 1 cuillère à soupe dans un grand bol d'eau chaude et laissez tremper vos doigts 3 à 5 minutes. Puis séchez-les et procédez à votre manucure.

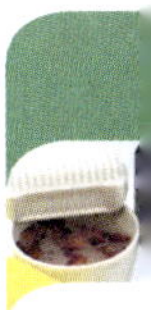

Le principe d'une « trempette » à manucure est de ramollir les tissus, en particulier les cuticules, afin de pouvoir les repousser avec un petit bâtonnet de buis enrobé de coton. Ce mélange combine l'effet du bicarbonate de soude qui blanchit les ongles, du lait et de l'avoine qui adoucissent la peau, du sucre de canne qui en fondant libère ses acides de fruit purifiants et des huiles essentielles régénérantes.

Soin intense des mains abîmées

Pour un pot de 100 ml environ :

++ 40 g de beurre de karité brut
++ 25 g d'huile d'amande douce
++ 10 g d'huile de ricin
++ 15 gouttes d'HE de citron
++ 10 gouttes d'HE de bois de rose
++ 10 gouttes d'HE d'orange douce
++ 1 goutte d'extrait de pépin de pamplemousse (facultatif)

1. Dans un grand bol, mesurez le beurre de karité et les huiles végétales.
2. Avec une spatule, mélangez doucement le beurre à l'huile en l'écrasant sur les parois.

3. Quand il commence à être incorporé, continuez avec un fouet jusqu'à obtenir une crème bien lisse.
4. Ajoutez enfin l'extrait de pépin de pamplemousse et les HE.
5. Transférez la crème dans un pot en verre fermant hermétiquement et conservez à l'abri de la chaleur et de la lumière.
6. Cette crème se conserve au moins une année si vos ingrédients sont frais.

Appliquez en petites quantités tout au long de la journée, selon les besoins. Pour un soin intense, appliquez une plus grosse quantité le soir et enfilez des gants de coton que vous garderez toute la nuit. Ainsi, vos mains seront nourries et soignées en profondeur.

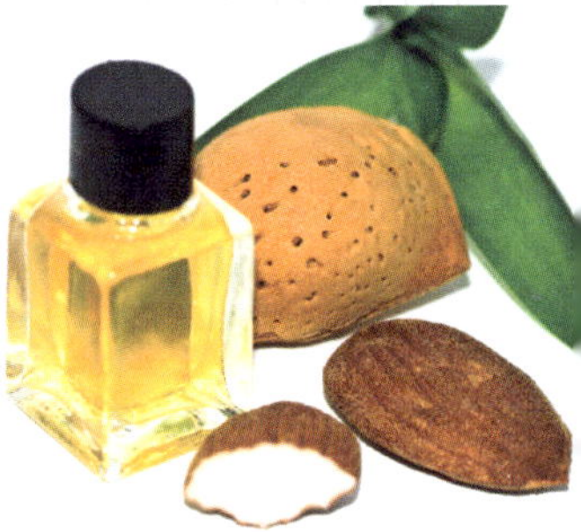

Zoom

Cette crème riche hydrate en profondeur et aide à la cicatrisation de l'épiderme des mains. Les HE apportent leurs propriétés régénérantes et cicatrisantes.

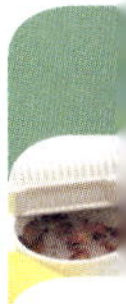

Bain pour pieds fatigués

- 100 ml d'avoine moulue
- 100 ml de sel marin
- 50 ml de bicarbonate de soude
- 1 poignée de feuilles de menthe séchées
- 15 gouttes d'HE d'arbre à thé
- 15 gouttes d'HE de menthe verte ou de menthe des champs

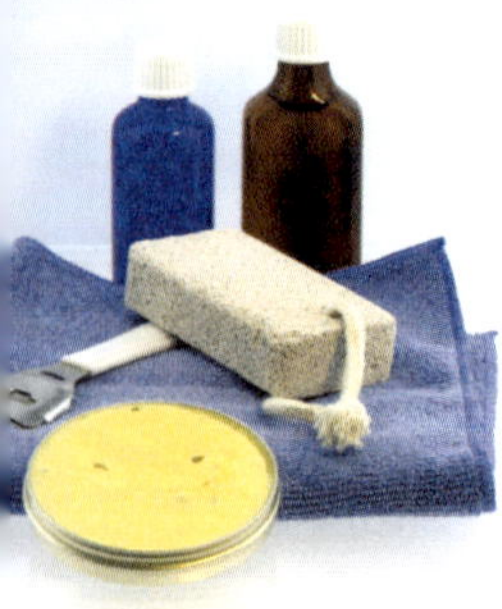

1. Mesurez le bicarbonate de soude dans un grand bol.
2. Versez dessus les huiles essentielles et mélangez bien avec une fourchette jusqu'à obtenir une poudre homogène.
3. Incorporez ensuite le sel, l'avoine et les feuilles de menthe broyées.
4. Conservez dans un bocal en verre hermétiquement fermé, à l'abri de la lumière.
5. Après une longue marche ou une dure journée, diluez 1 à 2 cuillères à soupe dans une bassine d'eau tiède à 37 °C et laissez tremper vos pieds 15 minutes pour oublier les tensions et les douleurs.
6. Pour un soin encore plus complet, faites suivre ce bain par un massage des pieds avec une crème apaisante pour les pieds ou une huile de massage pour pieds fatigués.

Les bains de pieds ont des effets plus importants qu'on ne le pense. Non seulement ils soulagent les pieds fatigués, mais ils irradient leurs bienfaits à tout le corps et au mental en apportant détente et bien-être.

Zoom

Pour soulager vos pieds endoloris après une dure journée tout en savourant un bon moment de détente.

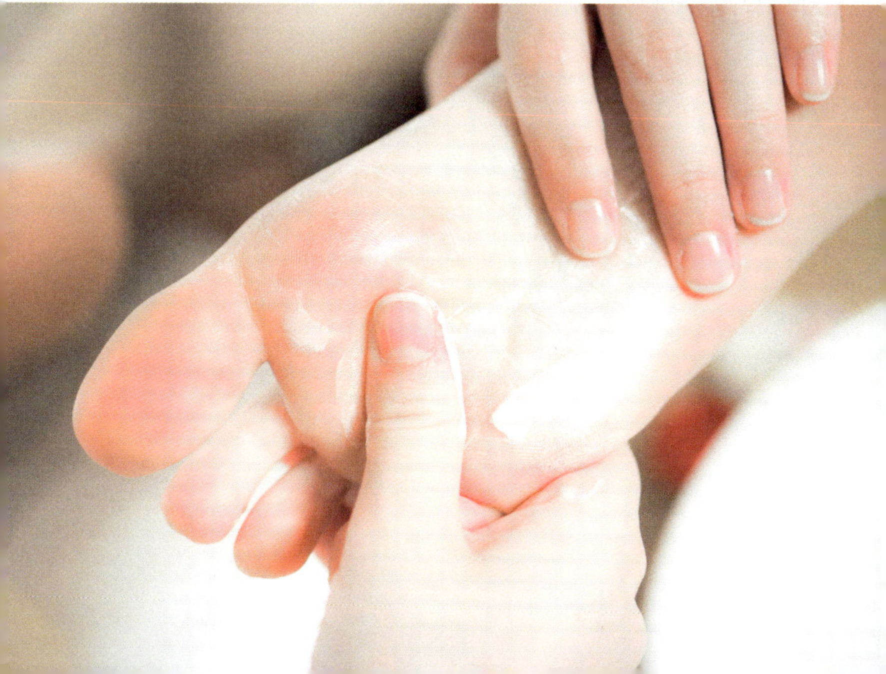

Gommage pour les pieds

- ++ 3 cuillères à soupe de sucre de canne brut
- ++ 2 cuillères à soupe d'huile d'amande douce
- ++ 1 cuillère à soupe de miel
- ++ 2 gouttes d'HE de citron
- ++ 2 gouttes d'HE d'arbre à thé
- ++ 2 gouttes d'HE de menthe verte ou de menthe des champs (pour les femmes enceintes et les enfants, la remplacer par de la lavande)

1. Dans un bol, mesurez l'huile d'amande douce et versez dessus les HE.
2. Mélangez bien puis incorporez de miel et enfin le sucre.

Appliquez sur la peau mouillée et gommez bien toute la surface des pieds jusqu'aux chevilles en insistant sur le dessous du pied et le talon. Laissez poser quelques minutes afin que la peau se nourrisse et que les principes actifs agissent bien. Rincez abondamment à l'eau tiède, sans savon.

Zoom

Le gommage au sucre de canne associe avantageusement l'exfoliation mécanique (l'action des grains de sucre) et l'exfoliation chimique (l'action des acides de fruit).
En outre, le miel apporte ses vertus antiseptiques et cicatrisantes, l'huile d'amande douce nourrit et hydrate tandis que les huiles essentielles d'arbre à thé, de citron et de menthe aux effets antiseptiques et antifongiques apaisent et allègent les pieds fatigués.

Baume nourrissant pour pieds fatigués

Pour un petit pot de 100 ml environ :

- ++ 30 g de beurre de karité brut
- ++ 60 g d'huile d'amande douce
- ++ 10 g de cire d'abeille
- ++ 2 gouttes d'HE de carotte (facultatif)
- ++ 8 gouttes d'HE d'arbre à thé
- ++ 8 gouttes d'HE de menthe verte ou de menthe des champs
- ++ 5 gouttes d'HE de lemongrass

1. Dans un bol, mesurez la cire, le beurre de karité et l'huile d'amande douce.
2. Placez le bol au bain-marie et mélangez régulièrement.
3. Lorsque les ingrédients sont bien fondus, sortez le bol du feu et laissez refroidir.
4. Avant le refroidissement complet, incorporez les huiles essentielles, puis versez dans un pot en verre, en porcelaine ou en grès de préférence.
5. Conservez à l'abri de la chaleur et de la lumière. Ce baume devrait se conserver au moins une année.

Trucs et astuces

Si vous n'avez pas de beurre de karité, augmentez la quantité de l'huile d'amande douce à 90 g.

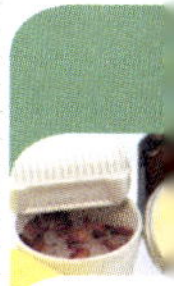

Appliquez sur les pieds propres et secs et massez doucement pendant environ 5 minutes par pied. Lorsque vous passez sur les points douloureux, veillez à ne pas bloquer votre respiration et à respirer profondément. Ce soin est idéal précédé d'un bain et d'un gommage des pieds après une dure journée.

Riche en beurre de karité et en huile d'amande douce, ce baume hydrate en profondeur l'épiderme des pieds et en particulier des talons qui en ont le plus besoin. Les huiles essentielles apaisent et allègent les pieds fatigués tout en apportant leurs vertus antiseptiques et antifongiques.

Le petit plus

L'application d'un baume de soin sur les pieds est l'occasion d'un petit massage de la voûte plantaire, des chevilles, des orteils et du dessus du pied qui apportera détente et regain d'énergie à l'ensemble du corps et au mental. Pour ce faire, massez bien l'ensemble du pied en insistant sur la plante et les chevilles. Massez des orteils vers le talon et du talon vers le mollet pour aider le sang à remonter. Écoutez aussi votre instinct : vos mains trouveront d'elles-mêmes les gestes qui soulagent et apaisent.

Crème hydratante et apaisante pour les pieds

Pour un petit pot de 100 ml environ :

++ 40 g de beurre de karité brut

++ 25 g d'huile d'amande douce

++ 12 gouttes d'HE d'arbre à thé

++ 12 gouttes d'HE de menthe

++ 6 gouttes d'HE de lemongrass

++ 1 goutte d'extrait de pépin de pamplemousse (facultatif)

1. Dans un grand bol, mesurez le beurre de karité et l'huile.
2. Avec une spatule, incorporez doucement le beurre à l'huile en l'écrasant sur les parois.
3. Quand il commence à être incorporé, mélangez avec un fouet jusqu'à obtenir une crème lisse.
4. Incorporez enfin l'extrait de pépin de pamplemousse et les huiles essentielles.
5. Versez dans un pot en verre fermant hermétiquement et conservez à l'abri de la chaleur et de la lumière.
6. Cette crème se conserve au moins une année si vos ingrédients sont frais.

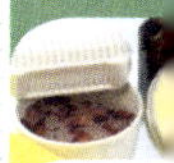

Appliquez une petite quantité sur les pieds propres et secs et massez doucement pendant environ 5 minutes par pied. Lorsque vous passez sur les points douloureux, veillez à ne pas bloquer votre respiration et à respirer profondément. Ce soin est idéal précédé d'un bain et d'un gommage des pieds.

Cette crème de soin a les mêmes fonctions et s'utilise de la même manière que le baume qui précède. Elle conviendra à celles et ceux qui préfèrent une crème onctueuse à un baume.

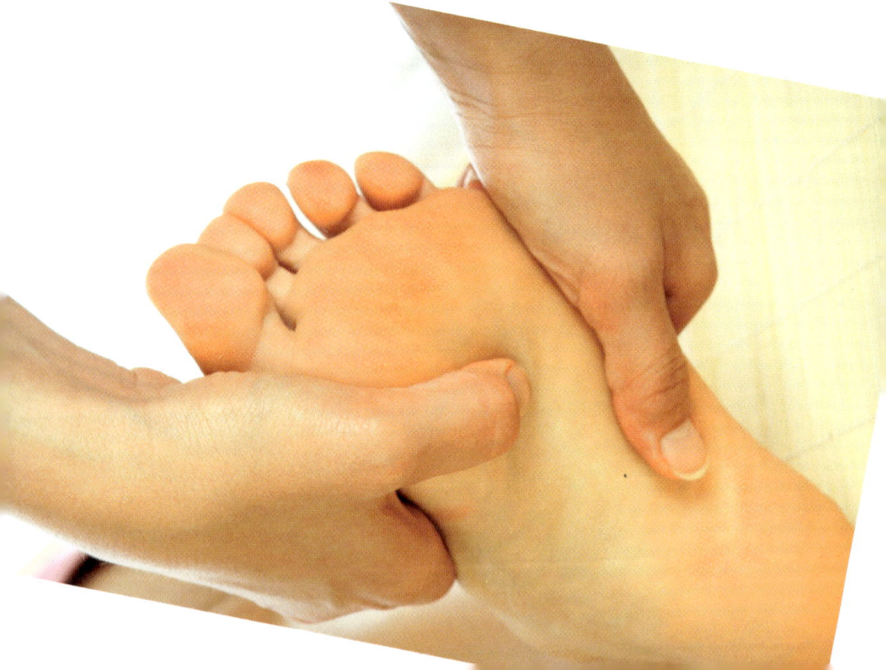

Huile de massage des pieds fatigués

- ++ 100 ml d'huile d'olive ou d'amande douce
- ++ 40 gouttes d'HE d'arbre à thé
- ++ 20 gouttes d'HE de menthe poivrée

1. Dans un joli flacon propre, mélangez l'huile d'olive et les huiles essentielles.
2. Fermez le flacon et secouez fermement.
3. Conservez à l'abri de la lumière.

Versez un peu d'huile dans le creux de la main et massez bien l'ensemble du pied en insistant sur la plante et les chevilles. Massez des orteils vers le talon et du talon vers le mollet pour aider le sang à remonter. Lorsque vous passez sur les points douloureux, veillez à respirer profondément.
Cette huile ne doit pas servir à masser l'ensemble du corps. En effet, la menthe poivrée, au fort pouvoir refroidissant, ne convient qu'aux massages localisés.

Trucs et astuces

Après une une longue marche ou une journée de travail sans pouvoir s'asseoir, rien ne vaut cette huile pour apaiser les pieds gonflés et douloureux. Idéale après un bain de pied, c'est une huile à avoir toujours prête dans sa salle de bain.

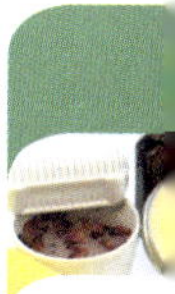

Chapitre 11

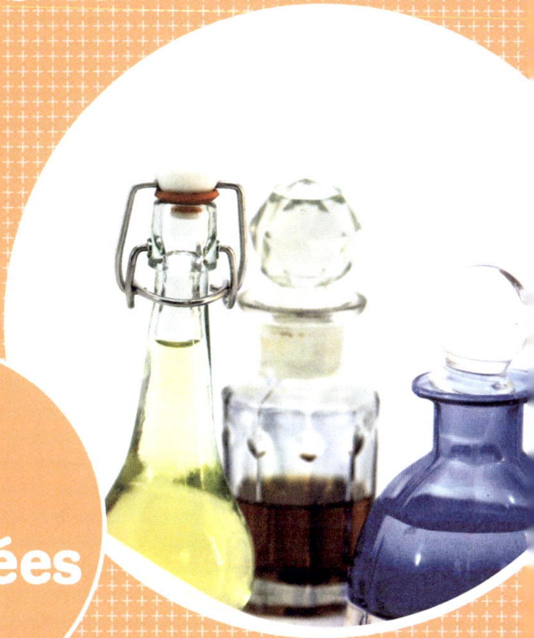

Eaux parfumées

Les eaux de toilettes sont beaucoup plus faciles à préparer qu'on ne le pense. Voici quelques grands cassiques ainsi que deux de mes creations favorites. Avec un peu de nez et d'intuition, vous pourrez aussi créer votre composition unique et personnelle !

Simples à préparer, les eaux de toilette se composent généralement de vodka, de glycérine végétale et d'huiles essentielles ou d'extraits végétaux. La vodka est couramment utilisée par les parfumeurs, c'est un alcool naturel, doux et inodore qui fait une excellente base pour les parfums et eaux de toilettes. La glycérine, quant à elle, adoucit l'effet de l'alcool en préservant l'hydratation de la peau.

Pour aller plus loin

Pour composer votre propre parfum équilibré, utilisez le classement ci dessous et comptez 1 part de note de fond, 2 parts de notes de cœur et 4 parts de note de tête. Pour 100 ml d'eau de toilette, cela fera 15 gouttes d'HE fond, 30 gouttes d'HE cœur et 60 gouttes d'HE tête, 80 ml de vodka, 10 ml d'eau distillée et 5 ml de glycérine.

Notes de fond: HE de benjoin, cannelle, cèdre, girofle, néroli, santal, patchouli, vétiver, ylang-ylang (attention : cannelle et girofle sont dermocaustiques, donc à utiliser en faible quantité).

Notes de cœur: HE de bois de rose, ciste, cyprès, eucalyptus, géranium, gingembre, lavande, palmarosa, romarin, sauge.

Notes de tête: HE d'arbre à thé, basilic, bergamote, citron, coriandre, lemongrass, mandarine, menthe, orange, petit grain, pin, verveine.

Eau de toilette « fraîcheur orientale »

Pour un flacon de 100 ml :

- ++ 1 flacon avec spray
- ++ 95 ml de vodka
- ++ 5 ml de glycérine végétale
- ++ 12 gouttes d'HE de patchouli
- ++ 12 gouttes d'HE de vanille
- ++ 8 gouttes d'HE de géranium
- ++ 8 gouttes d'HE de lemongrass
- ++ 12 gouttes d'HE de genévrier
- ++ 20 gouttes d'HE de tangerine
- ++ 20 gouttes d'HE de pamplemousse

1. À l'aide d'un petit entonnoir, versez dans un flacon la moitié de la vodka, puis les huiles essentielles, la glycérine et enfin le reste de vodka.
2. Fermez et secouez vivement le flacon.
3. Laissez reposer une semaine avant utilisation.

C'est la première eau de toilette que j'ai formulée pour moi-même et je l'utilise encore souvent.
Il faudra cependant éviter d'utiliser cette eau de toilette avant une exposition au soleil, les HE d'agrumes qu'elle contient sont en effet photosensibilisantes.

Bon à savoir

Cette eau de toilette convient aussi bien aux aux femmes qu'aux hommes et plaira particulièrement à celles et ceux qui apprécient la note terreuse du patchouli tout en recherchant la fraîcheur des agrumes.

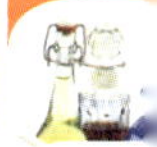

Eau de toilette « Charles Baudelaire »

Pour un flacon de 100 ml :

- ++ 1 flacon avec spray
- ++ 95 ml de vodka
- ++ 5 ml de glycérine végétale
- ++ 46 gouttes d'HE de cèdre de l'atlas
- ++ 19 gouttes d'HE de lavande
- ++ 19 gouttes d'HE de ylang-ylang
- ++ 4 gouttes d'HE de cade

1. À l'aide d'un petit entonnoir, versez dans un flacon la moitié de la vodka, puis les huiles essentielles, la glycérine et enfin le reste de vodka.
2. Fermez et secouez vivement le flacon.
3. Laissez reposer une semaine avant utilisation.

Bon à savoir

Cette eau de toilette originale convient bien aux hommes. L'arôme boisé du cèdre se marie étonnamment bien avec le ylang-ylang exotique, chaud et fleuri, la fraîche douceur de la lavande et la note rugueuse et brûlée du cade.

Formulée par hasard alors que j'improvisais un mélange pour le bain avec les moyens du bord, ce mélange évoque à mes sens des accents baudelairiens, à la fois graves et légers, venant d'horizons lointains et d'une riche sensualité. D'où son nom.

Eau de la reine de Hongrie

Pour un flacon de 100 ml :
- ++ 1 flacon avec spray
- ++ 95 ml de vodka
- ++ 5 ml de glycérine végétale
- ++ 25 gouttes d'HE de romarin
- ++ 20 gouttes d'HE de lavande
- ++ 15 gouttes d'HE de bergamote
- ++ 15 gouttes d'HE d'orange (ou citron)
- ++ 8 gouttes d'HE de géranium

1. À l'aide d'un petit entonnoir, versez dans un flacon la moitié de la vodka, puis les huiles essentielles, la glycérine et enfin le reste de vodka.
2. Fermez et secouez vivement le flacon.
3. Laissez reposer une semaine avant utilisation.
4. Cette eau de toilette peut être mélangée à part égale avec de l'eau de rose, pour une note plus féminine.

Un peu d'histoire

L'eau de la reine de Hongrie est, dit-on, le premier parfum à base d'alcool. Elle fut créée au XIVe siècle pour la reine Élisabeth. La légende dit que cette eau merveilleuse aurait préservé la beauté de la reine jusqu'à un âge très avancé. Si la recette originale s'est perdue, on sait qu'elle contenait du romarin et des agrumes et qu'au fil du temps s'y sont rajoutées lavande et bergamote.

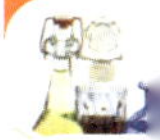

Eau de Cologne

Pour un flacon de 250 ml :

- ++ 1 flacon avec spray
- ++ 180 ml de vodka
- ++ 20 ml de glycérine végétale
- ++ 50 ml d'eau distillée
- ++ 50 gouttes d'HE de citron
- ++ 50 gouttes d'HE de bergamote
- ++ 30 gouttes d'HE de lavande
- ++ 2 belles oranges
- ++ 20 graines de cardamome

Un peu d'histoire

On appelle communément eau de Cologne une préparation parfumée légère et fraîche. L'origine du nom vient de la célèbre eau de toilette créée à Cologne au XVIIIe siècle par Giovanni Maria Farina. La recette qui suit est inspirée des recettes les plus classiques d'eau de Cologne. Elle permet de réaliser une eau de toilette fraîche, douce et agréable.

1. Découpez finement la peau des oranges à l'aide d'un économe ou d'un couteau bien aiguisé.
2. Placez dans un bocal les pelures d'orange et les graines de cardamome légèrement écrasées.
3. Versez dessus la vodka et les huiles essentielles.
4. Fermez hermétiquement et laissez macérer à l'abri de la lumière.
5. Après une semaine, ajoutez la glycérine et l'eau distillée, puis laissez macérer 2 semaines de plus.
6. Filtrez et conservez dans un joli flacon.

Eau de rose

++ 3 tasses de pétales de roses rouges frais	++ 3 tasses de gros sel

1. Lavez doucement les pétales de roses à l'eau fraîche et séchez-les délicatement avec des feuilles de papier absorbant.
2. Dans un grand récipient en céramique, en grès ou en terre vernissée, placez une couche de pétales de rose.
3. Saupoudrez un peu de gros sel en une fine couche et répétez l'opération jusqu'à épuisement des pétales et du sel.
4. Tassez et couvrez bien le récipient.
5. Placez le tout dans un endroit frais et sombre pendant 4 à 5 semaines.
6. L'humidité sera extraite des pétales par le sel et s'écoulera au fond du récipient.
7. Récupérez l'extrait de rose en pressant bien l'ensemble et filtrez-le dans un filtre à café. Conservez votre extrait de rose dans un flacon en verre teinté.
8. Quelques gouttes dans 100 ml d'eau distillée donneront une bonne eau de rose.

À retenir

L'eau de rose rafraîchit, apaise et parfume délicatement la peau. Elle peut aussi entrer dans la composition d'autres cosmétiques et parfume aussi délicatement les desserts. La recette qui suit permet d'obtenir un extrait concentré de rose qui, dilué dans de l'eau distillée, fera une excellente eau de rose.

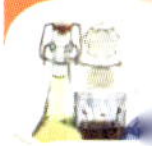

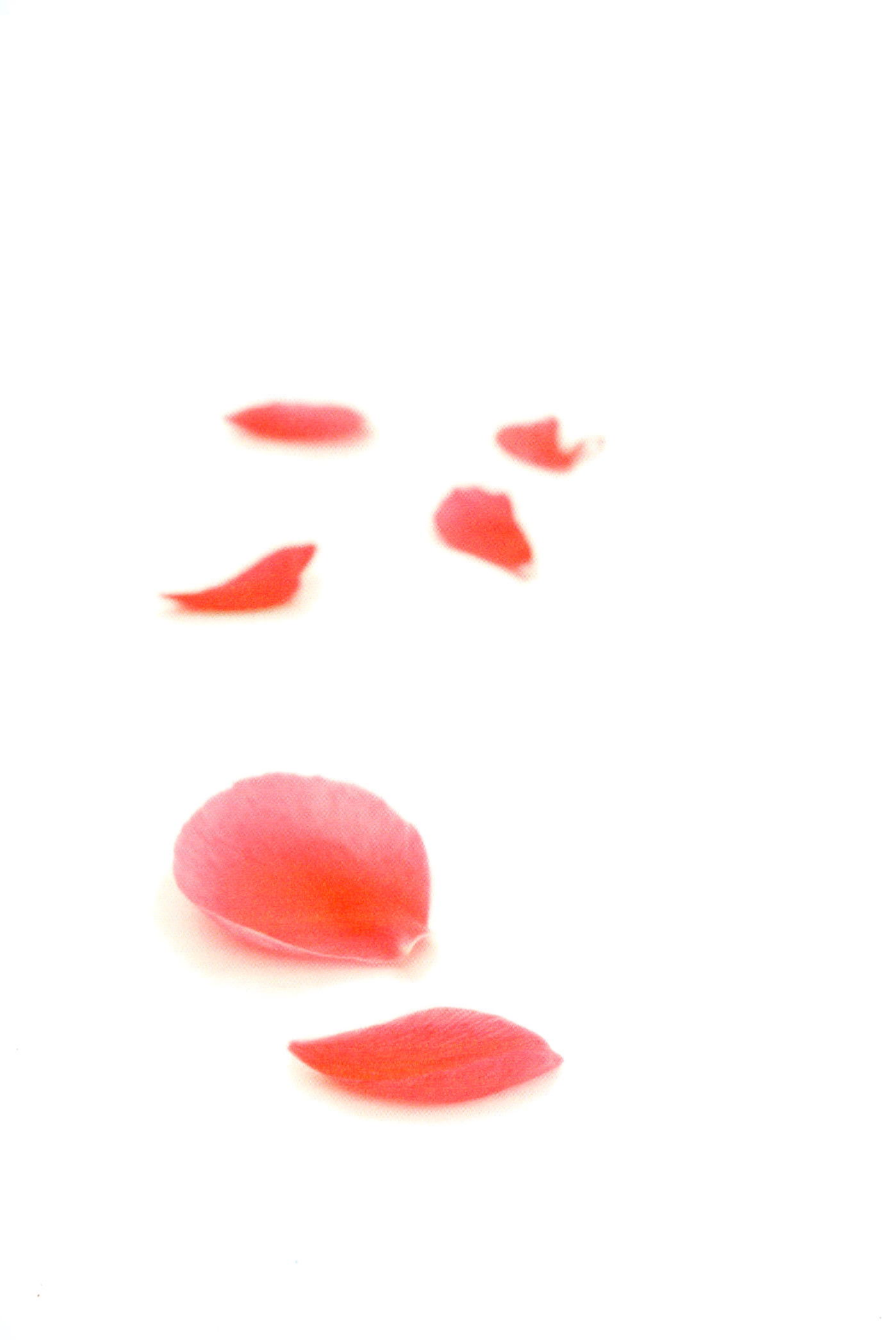

Chapitre 12

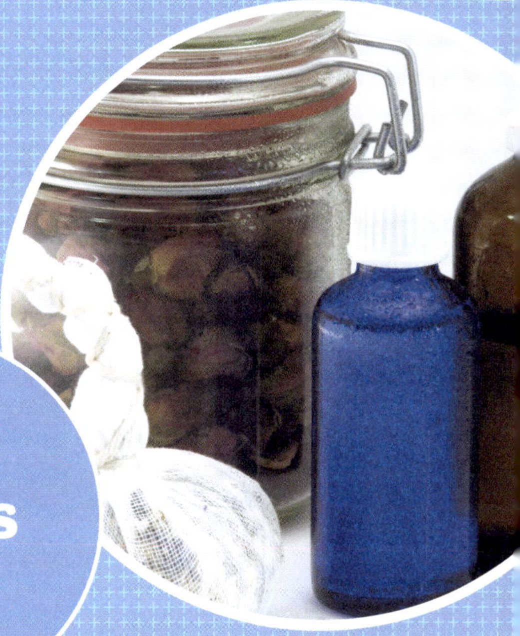

Divers

Bien qu'elles ne trouvaient pas leur place dans les chapitres précédents, les recettes qui suivent n'en sont pas moins utiles et dignes d'intérêt: déodorants et poudre corporelle sans talc, savon et huile pour le rasage, spray pour le linge et parfum solide, à réaliser tels quels ou à personnaliser avec vos plantes favorites.

Un peu d'histoire

Pour comprendre le fonctionnement d'un déodorant

La sueur entre en contact avec les bactéries vivant à la surface de la peau et produit ainsi les odeurs désagréables que nous voulons éviter. Il y a deux façons distinctes d'y remédier. La première consiste à empêcher le phénomène de transpiration en bouchant ou en resserrant les pores, comme le font par exemple les sels d'aluminium. C'est ce que l'on appelle un effet antiperspirant qui a l'inconvénient de bloquer le processus naturel d'élimination des toxines. La deuxième solution consiste à tuer les bactéries qui sont à la surface de la peau et à laisser la peau transpirer naturellement. C'est cette deuxième solution que je privilégie dans la recette qui suit. Les huiles essentielles de citron et d'arbre à thé sont parmi les huiles essentielles qui ont le plus large spectre antibactérien. De plus, elles apportent leur parfum frais et discret. Pour celles et ceux qui pourraient s'inquiéter de voir de l'alcool dans la liste des ingrédients, sachez que la vodka est un alcool naturel bien plus doux que l'alcool de synthèse que l'on trouve dans les cosmétiques industriels, et que la glycérine végétale compense largement l'effet asséchant de l'alcool par ses vertus adoucissantes et hydratantes. Nombre de personnes qui ne supportent pas les déodorants alcoolisés ont trouvé entière satisfaction avec cette recette, ce qui me fait supposer que l'on incrimine souvent l'alcool à la place d'autres ingrédients chimiques plus néfastes et irritants.

Déodorant corporel au citron et arbre à thé

Pour un flacon de 100 ml :

++ 45 ml de vodka blanche (à 38 à 40 °C)
++ 45 ml d'eau distillée
++ 10 ml de glycérine végétale
++ 20 gouttes d'HE de citron
++ 20 gouttes d'HE d'arbre à thé
++ 10 gouttes d'HE de mandarine (facultatif)
++ 10 gouttes d'HE de pamplemousse (facultatif)
++ 4 gouttes d'HE de géranium (facultatif)

1. Utilisez un joli flacon de verre teinté ou opaque équipé d'un vaporisateur.
2. Mesurez la vodka et versez-la dans le flacon au moyen d'un petit entonnoir.
3. Ajoutez les huiles essentielles et mélangez bien.
4. Rajoutez ensuite la glycérine et l'eau distillée.
5. Mélangez à nouveau.

Trouver un déodorant naturel, efficace et non irritant n'est pas toujours aisé. C'est pourquoi je vous propose cette recette qui répondra à ces exigences tout en étant simple à réaliser.

Bon à savoir

La glycérine a un effet légèrement collant qui se dissipe complètement après quelques jours. Si cela vous dérange, vous pouvez attendre 4 à 5 jours avant d'utiliser votre déodorant. Agitez bien avant emploi pour faire émulsion.

Déodorant corporel sec aux agrumes

Pour un flacon de 100 ml: ++ 1 flacon ou pot à capsule perforée (type sucrier) ou une boîte de talc récupérée ++ 1 sachet en plastique propre ++ 100 ml de fécule de maïs	++ 20 gouttes d'HE de citron ++ 20 gouttes d'HE d'arbre à thé ++ 10 gouttes d'HE d'orange ++ 10 gouttes d'HE de pamplemousse

1. Mettez la fécule de maïs et les huiles essentielles dans le sachet.
2. Nouez-le bien et malaxez jusqu'à ce que les huiles soient uniformément réparties dans la fécule, sans faire de grumeaux.
3. Versez la poudre dans un récipient à couvercle perforé et laissez reposer quelques jours avant utilisation.
4. Après la douche ou le bain, appliquez directement sous les bras comme un talc.

Pour celles et ceux qui refusent définitivement l'alcool dans les produits cosmétiques, cette recette de déodorant à base de fécule de maïs est facile à préparer. Cette dernière s'utilise comme le talc et a l'avantage d'être très adoucissante pour la peau sans boucher les pores. Comme dans la recette précédente, le choix des huiles essentielles permet d'avoir un effet anti-bactérien qui prévient les odeurs tout en laissant le corps libérer ses toxines.

Déodorant solide sans alcool

- ++ 1 petit pot en verre de 100 ml
- ++ 30ml d'huile de coco
- ++ 30ml de bicarbonate de soude
- ++ 30ml de fécule de maïs
- ++ 5 gouttes d'extrait de pépin de pamplemousse
- ++ 5 gouttes d'HE de romarin (ou d'arbre à thé, santal, palmarosa, patchouli)

1. Mélangez bien le bicarbonate et la fécule dans un petit sachet ou un bol.
2. Placez la graisse de coco dans un pot de verre de 100 ml et placez le pot dans un récipient d'eau chaude afin de liquéfier la graisse sans la surchauffer.
3. Ajoutez l'huile essentielle et l'extrait de pépin de pamplemousse à l'huile de coco et mélangez bien.

Zoom

Ce déodorant très simple à préparer est d'une efficacité redoutable et, de plus, il se conserve longtemps !

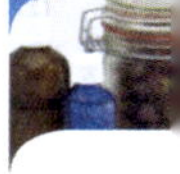

4. Ajoutez le mélange bicarbonate/fécule et mélangez à nouveau. C'est prêt !
5. Ce déo se conserve à température ambiante tant qu'elle n'excède pas 24°. Lors des chaleurs de l'été, conservez-le au réfrigérateur pour qu'il reste solide.
6. Pour l'utiliser, prélevez du bout du doigt un peu de la pâte obtenue et étalez-la sous les aisselles.

Vous pouvez aussi réutiliser un récipient de déodorant en stick que vous aurez bien lavé. N'oubliez pas de le conserver au frais en été pour qu'il ne coule pas par le fond !

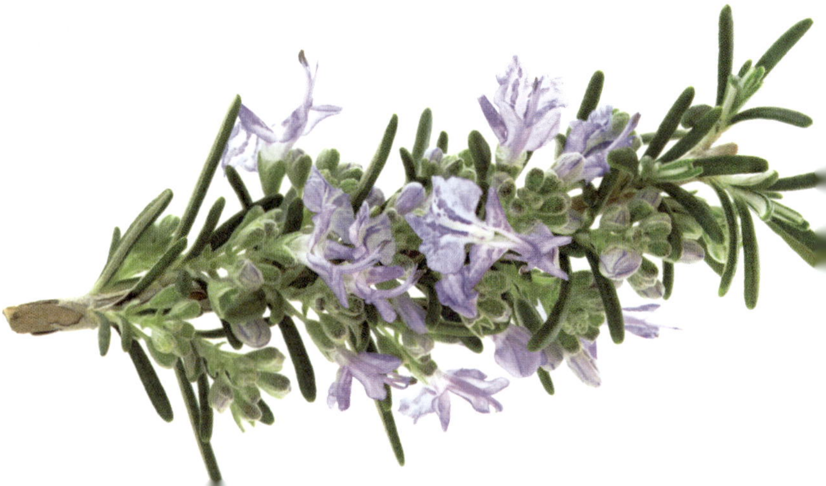

Poudre parfumée pour le corps

Pour un pot de 100 ml :

- ++ 1 flacon ou pot à capsule perforée (type sucrier) ou une boîte de talc récupérée
- ++ 1 sachet en plastique propre
- ++ 90 ml de fécule de maïs
- ++ 10 ml de fleurs de lavande séchées
- ++ 30 gouttes d'HE de lavande officinale

1. Broyez finement les fleurs de lavande au moyen d'un pilon et d'un mortier ou avec un moulin à café en réglant la mouture la plus fine possible.
2. Mettez la fécule de maïs et l'huile essentielle dans le sachet.
3. Nouez-le bien et malaxez jusqu'à ce que l'huile soit uniformément répartie dans la fécule, sans faire de grumeaux.
4. Ajoutez la poudre de fleur et mélangez à nouveau.
5. Versez le tout dans un récipient à couvercle perforé et laissez reposer quelques jours avant utilisation.
6. Après la douche ou le bain, appliquez directement sur le corps comme un talc.

Bon à savoir

La fécule de maïs adoucit la peau sans boucher les pores. Cette poudre parfumée est très agréable après le bain.

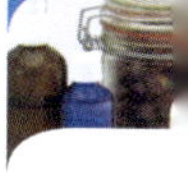

Parfum solide

- 20 g d'huile de coco
- 6 g de cire d'abeille
- 20 gouttes d'HE de pamplemousse
- 8 gouttes d'HE de géranium
- 8 gouttes d'HE de patchouli
- 8 gouttes d'HE de genévrier

1. Faites fondre la cire et l'huile de coco dans un petit pot au bain-marie.
2. Une fois la cire complètement fondue, sortez le pot du bain-marie et laissez-le un peu tiédir.
3. Lorsque le mélange n'est plus chaud mais encore liquide, incorporez les huiles essentielles et versez dans un petit pot adapté, si possible en verre opaque.
4. Laissez refroidir complètement. Adaptez les huiles essentielles selon votre goût.

Le petit plus

Pour votre parfum solide, essayez aussi les mélanges suivants :

- *Jardins de Cordoue :*
  10 gouttes basilic,
  20 gouttes néroli
  30 gouttes orange douce.
- *Himalaya :*
  4 gouttes patchouli,
  5 gouttes vétiver,
  15 gouttes gingembre
  30 gouttes orange douce.

Savon à barbe

Pour 3 pots de 200 ml environ :

++ 190 g d'huile d'olive extra-vierge
++ 190 g d'huile de coco
++ 25 g d'huile de ricin
++ 175 g d'eau distillée
++ 62 g de soude
++ 5 gouttes d'extrait de pépin de pamplemousse (facultatif)

À la trace :

++ 20 g de beurre de karité
++ 60 gouttes d'HE de lavande officinale
++ 15 gouttes d'HE de basilic grand vert
++ 15 gouttes d'HE de géranium rosat

1. Reportez-vous aux instructions de fabrication du savon (pages 129 et suiv.).
2. Ce savon se coule directement dans les bols ou pots qui serviront à son utilisation (privilégiez le grès, la céramique ou le verre).

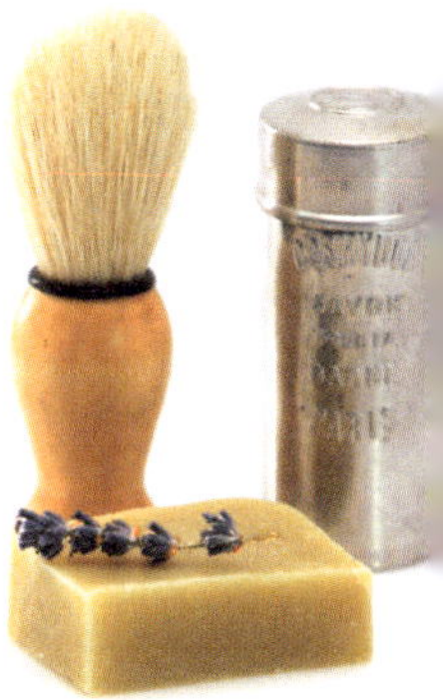

Cette recette permet de découvrir ou redécouvrir le plaisir du rasage à l'ancienne avec un savon doux à utiliser au blaireau.

Ce type de rasage est particulièrement adapté aux poils épais et aux peaux sensibles. En effet, grâce à sa mousse dense et onctueuse, il aide à mieux ramollir le poil, ainsi le passage de la lame ne tire pas et s'effectue en douceur.

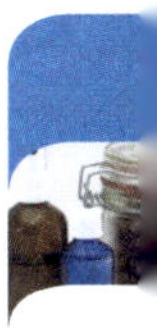

Ce savon à barbe procure une peau soyeuse grâce au beurre de karité. Les huiles essentielles aux propriétés astringentes, régénérantes et antiseptiques le parfument délicatement.

Huile apaisante après rasage

Pour un pot de 100 ml :
++ 50 ml d'huile de sésame
++ 50 ml d'huile de noyau d'abricot
++ 13 gouttes d'HE de vétiver
++ 13 gouttes d'HE de lavande officinale
++ 4 gouttes d'HE de géranium

Bon à savoir

Apaisante, antiseptique, hydratante et délicatement parfumée, cette huile après-rasage remplacera avantageusement les après-rasage du commerce. Sans alcool et à base d'huiles végétales riches, elle hydrate la peau tout en jouant son rôle apaisant d'après rasage. Son parfum de vétiver est agréablement discret et viril, mais pour peu que madame en apprécie aussi le parfum, elle pourra l'utiliser pour ses jambes !

1. Versez les ingrédients dans un flacon en verre coloré fermant hermétiquement.
2. Mélangez bien et conservez à l'abri de la lumière.

Bien conservée, cette huile de soin a la même durée de vie que celle des huiles végétales qui entrent dans sa composition. Soyez donc toujours attentif à la date de péremption lorsque vous achetez vos huiles.

Brume d'oreiller à l'orange douce

Pour un flacon de 200 ml :

++ 200 ml d'eau de fleur d'oranger

++ 40 gouttes d'HE d'orange douce

1. Remplissez un flacon muni d'un spray avec 200 ml d'eau de fleur d'oranger et ajoutez l'huile essentielle.
2. Mélangez et laissez reposer 2 à 3 jours avant utilisation.
3. Agitez pour faire émulsion avant chaque utilisation.

Le petit plus

Cette brume d'oreiller parfume délicatement le linge de lit. Elle convient bien aux enfants. L'eau de fleur d'oranger et l'orange douce favorisent la détente et la relaxation et aident à trouver le calme nécessaire à l'endormissement.

Spray de linge à la lavande

Pour un flacon de 200 ml : ++ 200 ml d'eau distillée	++ 60 gouttes d'HE de lavande

1. Remplissez un flacon muni d'un spray avec 200 ml d'eau distillée et ajoutez l'huile essentielle.
2. Mélangez et laissez reposer 2 à 3 jours avant utilisation.
3. Agitez pour faire une émulsion avant chaque utilisation.

Ce mélange est idéal pour humidifier le linge lors du repassage, il laisse un parfum frais et sain. Selon son goût, on peut remplacer la lavande par de la menthe ou du pamplemousse.

Sachets exfoliants avoine et lavande

Pour 4 sachets :

- ++ 4 carrés de gaze de 20 x 20 cm,
- ++ 1 mètre de ficelle de coton
- ++ 6 cuillères à soupe d'avoine en flocons
- ++ 6 cuillères à soupe de savon en paillette ou de savon râpé
- ++ 4 cuillères à soupe de fleurs de lavande
- ++ 30 gouttes d'HE de lavande

1. Dans un bol, mélangez doucement tous les ingrédients, sauf l'huile essentielle.
2. Posez devant vous un carré de gaze ouvert.
3. Déposez au centre 3 cuillères à soupe du mélange.
4. Versez dessus 8 gouttes d'huile essentielle de lavande.
5. Ajoutez par-dessus une autre cuillère à soupe du mélange.
6. Refermez sans écraser en remontant les quatre angles de la gaze.
7. Attachez les pointes avec un morceau de ficelle de sorte à former un petit baluchon.
8. Nouez la ficelle afin de pouvoir suspendre le sachet.
9. Dans le bain ou sous la douche, mouillez un sachet et frottez-le doucement sur tout le corps pour nettoyer et gommer la peau en douceur.

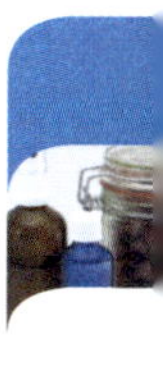

10. Suspendez vos sachets pour les sécher et les utiliser plus longtemps.
11. Un sachet convient pour environ 4 à 6 utilisations.

Ces sachets parfumés sont très agréables à utiliser aussi bien dans le bain que sous la douche et font un cadeau original.

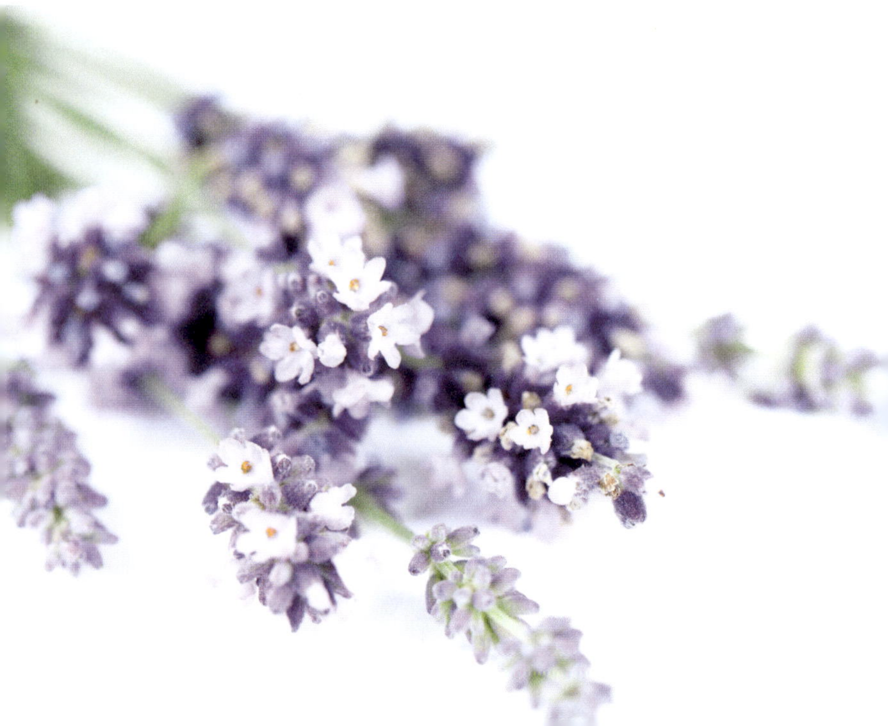

Index des ingrédients

L M N O P R S

Achevé d'imprimer en septembre 2017
Imprimé en Serbie par Rotografika
Dépôt légal : août 2015